Jane Thurnel-Read: Energetisch kompatibel?

Praxis Kinesiologie

VAK

Jane Thurnell-Read

Energetisch kompatibel?

Fehlreaktionen testen und beheben: von Allergenen bis Zahnfüllungen

Praxis Kinesiologie

VAK

VAK Verlags GmbH
Kirchzarten bei Freiburg

Titel der englischen Originalausgabe:
Energy mismatch: Hormones, enzymes, viruses, heavy metals, vaccinations, drugs, allergens, flower remedies, homeopathics & more

Erschienen bei: Life-Work Potential, Penzance/Cornwall (GB)
ISBN 0-9542439-3-5

Bibliografische Information der Deutschen Bibliothek
Die Deutsche Bibliothek verzeichnet diese Publikation in der Deutschen Nationalbibliografie; detaillierte bibliografische Daten sind im Internet über http://dnb.ddb.de abrufbar.

VAK Verlags GmbH
Eschbachstraße 5
79199 Kirchzarten
Deutschland
www.vakverlag.de

Fotos: Jacqueline Passon. Model: Bianca Schulz
Übersetzung: Imke Brodersen
Lektorat: Norbert Gehlen
Umschlag: Karl-Heinz Mundinger
Satz und Druck: Clausen & Bosse, Leck
Printed in Germany
ISBN 3-935767-55-2

Inhalt

Einführung **7**
Wie man dieses Buch benutzen kann 7
Was bedeutet „energetisch kompatibel“? 8

Das Test- und Balanceverfahren für Inkompatibilität **11**
Das Meridian-Energiesystem balancieren 11
Die Balance des Meridian-Energiesystems überprüfen . 12
Das Energiesystem auf energetische Kompatibilität testen 16
Kompatibilitätsprobleme beheben 18
Echte Substanzen testen oder Testsätze? 23

Mögliche Testobjekte **25**
Nahrungsmittel, Aromastoffe und Nahrungsmittelzusatzstoffe 25
Inhalierte Substanzen und Kontaktsubstanzen 27
Zahnmedizinisches Material 30
Aminosäuren 32
Mineralstoffe 33
Vitamine 36
Essenzielle Fettsäuren 36
Nahrungsergänzungsmittel 37
Bakterien und Viren 38
Pilze, Chlamydien, Rickettsien, Protozoen und Parasiten 42

Impfstoffe ... 44
Medikamente und Genussmittel ... 45
Hormone, Enzyme und andere biochemische Stoffe im Körper ... 47
Gesunde und kranke Körperregionen ... 51
Körpersubstanzen ... 52
Blüten- und Edelsteinessenzen, homöopathische Arzneimittel ... 59

Abschließende Hinweise ... 62
Wie man entscheidet, was getestet werden soll ... 62
Wie eine Test- und Balancesitzung verläuft ... 64

Anhang ... 65
Das Test- und Balanceverfahren für Inkompatibilität im Überblick ... 65
Die Wahl des Testbehälters ... 70
Das Ausschalten allergischer Reaktionen ... 72
Literaturhinweis ... 74
Über die Autorin ... 75

Hinweise des Verlags

Dieses Buch dient der Information über ein kinesiologisches Test- und Balanceverfahren. Wer es anwendet, tut dies in eigener Verantwortung. Autorin und Verlag beabsichtigen nicht, Diagnosen zu stellen und Therapieempfehlungen zu geben. Die Informationen in diesem Buch sind nicht als Ersatz für professionelle Behandlung bei größeren körperlichen oder psychischen Problemen zu verstehen.

Einführung

Wie man dieses Buch benutzen kann

Je nach Vorkenntnissen und Erfahrung kann man dieses Buch auf unterschiedliche Weise für sich nutzen:

Leser mit kinesiologischen Kenntnissen und insbesondere Anwender von *Touch for Health* möchten vielleicht das gesamte Buch lesen und die vorgestellte Test- und Balanceanleitung dann genauso anwenden, wie sie hier beschrieben wird.

Wer Kurse in *Health Kinesiology* (HK) besucht hat, zieht möglicherweise die SET-Technik (Symbiose-Energie-Transformation) der Klopftechnik vor – sofern das betreffende Energiesystem dies gestattet.

Wer normalerweise ein Vega-Test- oder Biocom-Gerät oder ähnliche Apparate benutzt, mag diese für seine diagnostische Sondierung weiterhin bevorzugen, aber trotzdem die Informationen in den hier folgenden Abschnitten lesen, die solide Grundkenntnisse über das Konzept der energetischen Inkompatibilität (oder Fehlanpassung) vermitteln. Nach dem Herausarbeiten der jeweiligen Problempunkte mit Hilfe der *gewohnten* Techniken kann er die Situation dann gleichwohl mit den hier vorgestellten Verfahren bereinigen.

Eine Zusammenfassung aller Verfahrensschritte, ein kompakter Überblick über das hier dargestellte Vorgehen ist im Anhang abgedruckt.

Was bedeutet „energetisch kompatibel“?

Im Alltag kommt der Mensch mit den unterschiedlichsten Substanzen in Kontakt: Nahrungsmittel, Körperpflegeprodukte, Putzmittel, alles, was wir einatmen oder berühren, Medikamente, Nahrungsergänzungsmittel, Viren, Bakterien, Pilze und möglicherweise sogar Parasiten. Jedes Mal muss der Körper herausfinden, wie er auf die Substanzen reagieren soll, denen er begegnet. Das ist eine entscheidende Phase, weil damit festgelegt wird, welche Reaktionskette im Körper in Gang gesetzt wird und was mit der Substanz geschieht.

Wenn der Körper beispielsweise eine Substanz im Mund für etwas Erwünschtes oder Zuträgliches hält, für etwas, was er gerne aufnimmt, dann erzeugt er Verdauungssäfte, um möglichst viel davon aufzunehmen. Wenn er die Substanz hingegen als schädlich einstuft, kann es zu Erbrechen oder Durchfall kommen. Gilt etwas, was durch die Nase eingeatmet wird, als wohltuend, so öffnen sich die Luftwege. Man atmet tiefer ein, damit die Substanz leichter in den Körper gelangt. Wenn sie jedoch als schädlich eingestuft wird, können sich die Luftwege verengen oder größere Mengen Schleim erzeugen, um die Substanz nicht einzulassen.

Mitunter scheint der Körper bzw. das Energiesystem bestimmte Substanzen falsch einzuordnen. Das kann die Gesundheit ernstlich gefährden. Grundsätzlich gibt es drei Möglichkeiten von Fehlreaktionen:

1. Etwas Nützliches, Zuträgliches, Wohltuendes wird als schädlich eingeordnet.
2. Etwas Schädliches wird als nützlich (zuträglich, wohltuend) eingeordnet.
3. Eine Substanz wird überhaupt nicht eingeordnet.

Wenn der Körper etwas Schädliches als wohltuend klassifiziert, wird er sich bemühen, möglichst viel davon aufzunehmen, auch wenn es ihm schadet. Wenn etwas Zuträgliches als schädlich eingestuft wird, versucht der Körper, dieser Substanz den Zugang zu verwehren. Falls dies misslingt, wird er die Substanz so rasch wie möglich ausscheiden, um möglichst wenig davon zu absorbieren. Mit etwas, was er überhaupt nicht erkennt, weiß der Körper nichts anzufangen. All diese Situationen können zu gesundheitlichen Problemen führen.

Der Körper muss auch *körpereigene* Substanzen richtig einordnen und entsprechend reagieren. In mancher Hinsicht ähnelt der Körper einer komplizierten Chemiefabrik, in der eine Vielfalt chemischer Stoffe hergestellt wird. Manches wird dort verbraucht, wo es erzeugt wird. Andere Substanzen werden an einer bestimmten Stelle erzeugt, zirkulieren danach jedoch mit dem Blut durch den Körper oder steuern gezielt ein bestimmtes Organ an. Als Ergebnis seiner vielfältigen chemischen Aktivität produziert der Körper auch Abfallprodukte (wie Ammoniak oder Harnsäure). Solche Stoffe müssen entweder wiederverwertet oder ausgeschieden werden.

Ob ein derart komplexes System störungsfrei funktioniert, das hängt unter anderem davon ab, wie gut der Körper eine Substanz einordnen kann. Wenn er eine nützliche Substanz nicht als solche erkennt, versucht er möglicherweise, sie zu zerlegen oder auszuscheiden. Andererseits könnte er ein Abfallprodukt des Stoffwechsels einlagern, anstatt es auszuscheiden. Solche und ähnliche Fehlreaktionen können zahlreiche gesundheitliche Beschwerden hervorrufen.

Mit dem so genannten Kompatibilitätstest kann man feststellen, ob das Energiesystem des Körpers bestimmte Substanzen richtig einordnen kann oder nicht. Damit wird geprüft, ob es versuchen wird, die Substanz angemessen zu nutzen. Sowohl das Testverfahren als auch die Balance sind sehr einfach. Und doch können die Ergebnisse frappierend sein und die verschiedensten Beschwerden beeinflussen. Kinesiologieanwender, die mit diesem Verfahren erfolgreich gearbeitet hatten, gaben beispielsweise die folgenden Rückmeldungen:

> „Mit dem Konzept der energetischen Inkompatibilität hatte ich fantastische Ergebnisse, besonders bei Problemen mit dem Blutzucker und mit Hormonen."
>
> „Das Konzept der energetischen Inkompatibilität brachte geniale Ergebnisse bei der Behandlung des Pferdes eines Kollegen. Der Körper des bedauernswerten Tiers war mit großen, heißen Schwellungen überzogen und das Pferd hatte offensichtlich jeden Lebenswillen verloren. Der Tierarzt war ratlos ... Es stellte sich heraus, dass ein Futterzusatz die Ursache des Problems war. Einen oder zwei Tage nach der Behandlung wurden die Schwellungen noch heißer und schlimmer. Dann verschwanden sie. Inzwischen ist das Pferd wieder quicklebendig. Seine Lebensgeister sind zurückgekehrt."

Aus meiner eigenen Erfahrung kann ich bestätigen: Das Konzept der energetischen Inkompatibilität ist überaus hilfreich: Es lässt sich bei zahlreichen Problemen einsetzen, das Testen wie auch die Verfahren zum Balancieren / Ausgleichen sind sehr einfach und dennoch kann man erstaunliche Resultate erzielen.

Das Test- und Balanceverfahren für Inkompatibilität

Das Meridian-Energiesystem balancieren

Bevor wir testen, müssen wir uns vergewissern, ob das Energiesystem des Klienten balanciert ist. Nur so können wir zu verwertbaren Reaktionen auf unsere Tests gelangen. Die verschiedenen Richtungen der Kinesiologie gehen diese Aufgabe unterschiedlich an.

Für gewöhnlich kommen die meisten Menschen (Klienten) mit einem Energiesystem, das aus der Balance geraten ist. Rasche Hilfe zum Ausgleichen des Energiesystems bringt das Thymusklopfen, auf das die meisten Klienten fast immer ansprechen: Der Tester / Kinesiologieanwender oder der Klient klopft auf *den* Bereich der Brust, in dem die Thymusdrüse des Klienten liegt. Bei Erwachsenen liegt sie etwa 5 cm (2 bis 3 Finger breit) unterhalb der „V-Form", in der Brustbein und Schlüsselbeine zusammentreffen. (Vgl. Foto im Anhang, Seite 67) Das Klopfen sollte kreisförmig und gegen den Uhrzeigersinn ausgeführt werden und der Durchmesser dieses Kreises sollte rund 7,5 cm (3 bis 4 Finger breit) betragen. Man klopft etwa 30 Sekunden lang mit einem oder zwei Fingern.

Manche Menschen haben zunächst Schwierigkeiten mit der Richtungsangabe „gegen den Uhrzeigersinn". Dann ist es sinnvoll „vom Herzen aufwärts" zu denken. Das Herz liegt auf der linken Seite des Körpers. Man beginnt also auf der – vom Klienten aus gesehen – linken Seite des oberen Brustkorbs und klopft von dort aus aufwärts im Kreis zur anderen Seite.

Aus meiner Sicht spielt es keine Rolle, mit wie vielen Fingern ich klopfe. Normalerweise benutze ich rein instinktiv drei Finger, das erscheint mir am natürlichsten. Manche Kollegen hegen Bedenken wegen der Polarität der Finger. Wenn auch Ihnen dies wichtig ist, dann klopfen Sie einfach nur mit zwei Fingern. Das Klopfen mit nur *einem* Finger ist nicht ratsam, weil manche Klienten diese Berührung als „Pieksen“ empfinden.

Die Balance des Meridian-Energiesystems überprüfen

Gewöhnlich lässt sich das Energiesystem bereits durch Thymusklopfen balancieren. Man sollte dies jedoch nicht als selbstverständlich ansehen, sondern es gezielt überprüfen. Die verschiedenen Richtungen der Kinesiologie setzen hierzu unterschiedliche Tests ein. Da ich in meiner Praxis ausschließlich Verfahren der *Health Kinesiology* (HK) verwende, kann ich nicht beurteilen, ob andere die Balance ausreichend prüfen, ehe sie mit dem Inkompatibilitätsprüfverfahren weitermachen. Die HK-Vortests prüfen verschiedene Aspekte der Energiebalance. Ich empfehle, bei energetischer Inkompatibilität (oder: Fehlanpassung) zunächst diese Tests durchzuführen. Sie können die normalerweise verwendeten Vortests ersetzen oder ergänzen.

Während des gesamten hier vorgestellten Verfahrens müssen zahlreiche Einzeltests durchgeführt werden. Deshalb kommt es darauf an, hierfür einen geeigneten Muskel zu finden, der praktisch handzuhaben ist. Ich wähle nach Möglichkeit den Brachioradialis im Unterarm, an dem man dem Klienten leicht erklären kann, was man von ihm erwartet. Wenn der Klient sich dann hinlegt, soll der Oberarm auf der Unterlage aufliegen, während der Unterarm in einem Winkel von 90 Grad nach oben weist. Der Daumen zeigt zum Kopf, die Handfläche ist nach innen gerichtet.

In dieser Stellung wird etwas unterhalb des Handgelenks Druck ausgeübt. Wenn der Arm vollständig nachgibt, liegt er neben dem Körper auf. Falls dieser Muskel aus bestimmten Gründen ungeeignet ist (wegen einer Verletzung oder weil er im Klaren abgeschaltet ist), kann stattdessen auch der Musculus deltoideus anterior oder der Latissimus dorsi verwendet werden. Die Balance kann auch mit Selbsttest oder Surrogattest durchgeführt werden. Dazu werden die Anweisungen entsprechend angepasst.

Es ist wichtig, dass das Energiesystem alle Tests gestattet. Bei einer Weigerung sollte man das Verfahren sofort abbrechen. Man wiederholt dann das Klopfen, wie auf Seite 11 beschrieben, und führt die Tests danach erneut durch. Wenn die Vortests danach immer noch nicht störungsfrei ablaufen, muss der Körper zunächst mit Hilfe anderer Techniken balanciert werden, ehe die Tests erneut beginnen können.

Die Vortests im Einzelnen:

1. Man sucht einen Muskel, der beim Test im Klaren hält.
2. Man testet einen beliebigen Muskel im Klaren, während eine Hand auf dem Nabel liegt. Wenn der Klient balanciert ist, sollte der Muskel „verriegeln".
3. Eine Hand bleibt weiterhin über dem Nabel liegen. Man drückt die Muskelfasern im Muskelbauch eines beliebigen Muskels in Faserverlaufsrichtung *zusammen* und testet einen Indikatormuskel, der vorher im Klaren hielt. Wenn der Klient balanciert ist, sollte dieser Muskel jetzt „entriegeln".
4. Die Hand bleibt auf dem Nabel liegen. Man zieht jetzt die Muskelfasern im Muskelbauch in Faserverlaufsrichtung *auseinander* und prüft einen Indikatormuskel. Wenn der Klient balanciert ist, sollte der Muskel verriegeln. Ist dies nicht der Fall, liegt das in der Regel daran, dass man die Muskelfasern nicht ausreichend auseinander gezogen hat.
5. Die eine Hand bleibt weiterhin auf dem Nabel. Man testet den Indikatormuskel, während der Klient „nein" sagt. Bei einem balancierten Menschen sollte der Muskel bei dieser Aussage entriegeln.

6. Die Hand bleibt auf dem Nabel. Nun testet man den Indikatormuskel, während der Klient „ja“ sagt. Bei einem balancierten Menschen sollte der Muskel bei dieser Aussage verriegeln.
7. Die eine Hand verharrt immer noch über dem Nabel. Man legt den sich nach Norden ausrichtenden Pol eines Magneten auf den Muskelbauch eines beliebigen Muskels und testet den Indikatormuskel. Wenn der Klient balanciert ist, sollte der Indikatormuskel entriegeln.
8. Eine Hand bleibt über dem Nabel. Man legt nun den sich nach Süden ausrichtenden Pol eines Magneten auf den Bauch eines beliebigen Muskels und testet den Indikatormuskel. Wenn der Klient balanciert ist, sollte der Indikatormuskel verriegeln.

*

Es ist wichtig, dass das Energiesystem jeden dieser Vortests „besteht“. Der Magnettest ist besonders hilfreich, weil er Blindtests und sogar Doppeltblindtests ermöglicht. Erfahrene Klienten wissen häufig, welche Antwort von ihnen erwartet wird. Um sich kooperativ zu zeigen, lassen sie den Arm an der passenden Stelle nachgeben. Sofern die Vortests nicht immer in der gleichen Reihenfolge durchgeführt werden, wissen die Klienten beim Magnettest jedoch nicht, welche Seite des Magneten unten liegt. Daher kennen sie auch die „richtige“ Antwort nicht. Das exakteste Ergebnis erhält man, wenn weder Klient noch Tester vorher wissen, welcher Pol auf dem Körper aufliegt.

Es gibt Menschen, die alle anderen Tests „bestehen“, beim Magnettest jedoch „versagen“. Solche Klienten sollten Wasser zu sich nehmen, ehe der Test wiederholt wird. Wenn er immer noch nicht funktioniert, stört der Magnet wahrscheinlich das körpereigene Energiesystem: Der Klient gerät aus der Balance, sobald man den Magnet in sein Energiefeld setzt, weil es seinem eigenen elektromagnetischen Feld an Integrität mangelt. Solche Menschen reagieren häufig auch besonders empfindlich auf elektromagnetische

Felder und geopathische Störfelder in ihrer Umgebung und neigen zu elektrostatischer Aufladung mit schlagartiger Entladung. Fast immer ist eine „Entmagnetisierung" erforderlich (siehe Seite 71), ehe die Magnettests fortgesetzt werden können.

Die drei Vortests (mit Spindeln, ja / nein, Magnet) prüfen unterschiedliche Aspekte des energetischen Gleichgewichts und müssen alle korrekt ausfallen. Sobald einer dieser Vortests eine unerwünschte Reaktion auslöst, wird die Thymusdrüse geklopft und der Test wird anschließend wiederholt.

Während der Schritte 2 bis 8 (siehe oben) liegt eine Hand über dem Nabel des Klienten. Dabei kann es sich um eine Hand des Klienten, des Anwenders oder einer dritten Person handeln. Gewöhnlich benutze ich aus Zeitgründen lieber meine eigene Hand, als den Klienten zu erklären, was ich von ihnen erwarte. Wenn eine Hand auf die beschriebene Weise über dem Nabel liegt, wird eine Kombination von Punkten abgedeckt, die mit allen Meridianen in Verbindung stehen. Dadurch ist gleichzeitiges Überprüfen aller Meridiane möglich, ohne dass man jeweils einen mit diesem Meridian verbundenen Muskel testen muss.

Sofern der Klient liegt oder sitzt, drücke ich gewöhnlich die Muskelfasern im Muskelbauch des gut erreichbaren Quadrizeps zusammen. Wenn der Indikatormuskel nicht entriegelt, könnte dies daran liegen, dass nicht fest genug gedrückt wurde. In diesem Fall sollte das Zusammendrücken wiederholt werden. Es ist wichtig, dass tatsächlich der physische Muskel gedrückt wird, weil bei diesem Test die physiologische Reaktion des Körpers ermittelt wird, an der die Spindelzellen im Muskelbauch beteiligt sind. Wenn man nur außen *vor* dem Muskel (mit etwas Abstand vom Körper) streicht oder drückt (wie das manche zu tun pflegen) oder wenn man nicht fest genug drückt, können die Muskelfasern nicht angemessen reagieren. Der Druck muss in Muskelfaserverlaufsrichtung ausgeübt werden, beim Quadrizeps also in Längsrichtung entlang des Beines und nicht quer zum Bein. Dieser Test prüft, ob man mit dem Indikatormuskel die physiologische Reaktion eines anderen Muskels korrekt ermitteln kann.

Das Energiesystem auf energetische Kompatibilität testen

Sobald der Klient in Balance ist, beginnt die Prüfung darauf, ob das Energiesystem etwas richtig erkennt oder nicht – der Kompatibilitätstest. Dieser Test funktioniert unabhängig davon, ob die getestete Substanz nützlich oder schädlich ist. *Es geht ausschließlich um die Frage, ob das Energiesystem eine bestimmte Substanz nicht richtig oder überhaupt nicht einordnen kann.*

Bei den im Folgenden beschriebenen Kompatibilitätstests liegt die Hand *nicht* über dem Nabel, denn diesmal benutzen wir einen anderen, spezifischen Testpunkt. Der Testpunkt für Kompatibilität ist der Punkt Dreifacher Erwärmer 21 (3E 21), der vor dem Ohr liegt (auf beiden Seiten des Körpers; vgl. Foto im Anhang, S. 66). Glücklicherweise muss er nicht exakt berührt werden. Er wird abgedeckt, indem man den eigenen oder den Finger des Klienten vor das Ohr des Klienten legt. Wer die Fingerpolarität berücksichtigen möchte, verwendet zwei Finger. Damit der Testpunkt nicht „ermüdet", sollte der Finger zwischen den einzelnen Tests immer wieder von dieser Stelle entfernt werden.

Zu Beginn muss der Punkt 3E 21 im Klaren getestet werden. In Ausnahmefällen testet er im Klaren schwach. Dann sollte man sowohl den 3E 21 als auch beide Lunge-5-Punkte klopfen (Lu 5: in der Mitte der Beugefalte des Ellenbogens, daumenseitig der Bizepssehne; vgl. Foto im Anhang, S. 67). Die Reihenfolge ist beliebig. Bei der erneuten Überprüfung des 3E 21 sollte der Muskel angeschaltet sein.

Die Testsubstanz wird nun auf den Punkt Konzeptionsgefäß 6 gelegt (KG 6; auch: Zentralgefäß 6 / ZG 6). Dieser Punkt liegt etwa zwei (Klienten-)Finger breit unterhalb des Nabels auf der Mittellinie. Bei den meisten Menschen reicht es völlig aus, die Substanz durch die Kleidung oder in einem Behälter zu testen (Ausnahmen siehe Anhang 2). Der Indikatormuskel wird getestet, während die Substanz auf ZG 6 liegt und 3E 21 gehalten wird.

Für diesen Test können die Substanzen selbst (zum Beispiel ein Apfel, ein Hundehaar o. Ä.) oder aber Teströhrchen mit Radionics oder den homöopathischen Energiemustern der Substanzen verwendet werden. Um ein möglichst aussagekräftiges Ergebnis zu erhalten, testet man jeweils nur eine einzige Substanz.

Der Ablauf des eigentlichen Kompatibilitätstests:

- Einer der beiden Punkte 3E 21 wird im Klaren getestet, ohne Hand über dem Nabel. Normalerweise ist der Muskel angeschaltet.
- Wenn der Muskel entriegelt, *beide* 3E 21 und *beide* Lu 5 klopfen. Danach den Test wiederholen.
- Nun legt man die zu untersuchende Probe oder das Teströhrchen auf ZG 6, hält 3E 21 und testet einen Indikatormuskel.

Wenn der Indikatormuskel abgeschaltet ist, bedeutet dies, dass der Körper das Energiemuster der Substanz nicht richtig erkennt. Ein angeschalteter Muskel hingegen zeigt, dass das Energiesystem das Energiemuster der Substanz klar erkennt.

Es ist möglich, eine ganze Anzahl verschiedener Substanzen rasch auszutesten. In der Praxis wird man vermutlich lieber einzeln testen und die jeweilige fehlgedeutete Substanz gleich balancieren. Informationen über die Entscheidung, was getestet werden soll, finden sich auf Seite 62.

Manche Menschen haben aus anderen Gründen (als dem der energetischen Inkompatibilität) Probleme mit einer Substanz. So etwas zeigt sich in diesem Testverfahren nicht. Bei einer niedrigen Toleranz (nicht Allergie) verträgt der Klient die Testsubstanz nur in bestimmten Mengen. Hier zeigt der Kompatibilitätspunkt nicht an. Auch unangenehme Reaktionen auf eine toxische Substanz werden von diesem Test nicht angezeigt.

Mitunter zeigt sich eine körperliche Reaktion auf eine Substanz. Das ist dann oft der Fall, wenn bereits Schleimhautentzündungen vorliegen. Beispiele wären etwa die Reaktionen auf starkes Parfüm oder Zigarettenrauch, weil hierdurch die aus anderen Gründen entzündete Nasenschleimhaut gereizt wird. Ein Klient mit Dickdarmentzündung kann auf Vollkornbrot reagieren, weil die darin enthaltenen Ballaststoffe in seinem Körper an der empfindlichen Darmschleimhaut „scheuern". Auch solche Reaktionen sind über den Kompatibilitätspunkt nicht zu ermitteln, sofern keine echte Allergie vorliegt.

Kompatibilitätsprobleme balancieren

Erfahrene Kinesiologieanwender kennen möglicherweise bereits aus anderen kinesiologischen Richtungen Verfahren zum Beheben von Problemen mit energetischer Inkompatibilität. Dennoch dürfte es sich lohnen, meine Vorgehensweise zumindest einmal auszuprobieren. Sie wurde von meinen zahlreichen Kursteilnehmern und von vielen zertifizierten Anwendern eingesetzt und hat sich bisher ausgezeichnet bewährt. Sie ist eine sehr zuverlässige Methode, Probleme zu beheben. Normalerweise muss sie nicht wiederholt angewandt werden; vielmehr bleibt die Balance nach einmaliger Anwendung erhalten

Bitte denken Sie immer daran: Dieses Verfahren hilft lediglich bei Schwierigkeiten, die auf energetische Fehlanpassung zurückgehen. Falls etwa eine Schleimhautentzündung die Problemursache ist, wird dieses Vorgehen nicht hilfreich sein. Zwar können damit auch Allergieprobleme behoben werden, nicht jedoch Toleranzprobleme (siehe Seite 31).

Die Klopftechnik aus der HK funktioniert nicht immer. Darum muss zunächst ermittelt werden, ob sie bei der Substanz, deren Erkennung korrigiert werden soll, anwendbar ist. Der Testpunkt dafür ist der Punkt Herz 1 (He 1). Er liegt in der Mitte der Armbeuge. (Achselhöhle; vgl. Foto im Anhang, S. 66) Beide He 1-Punkte müssen gehalten werden. Am sinnvollsten ist es meist, wenn der Klient den einen Punkt hält und der Anwender den zweiten. Bei diesen Tests braucht keine Hand über dem Nabel oder auf 3E 21 zu liegen. Die fragliche Substanz befindet sich auf ZG 6.

Ob das Klopfverfahren Wirkung zeigen wird, prüft man wie folgt:

- Die Substanz liegt auf ZG 6. Beide He 1-Punkte werden gehalten. Dann kann der Indikatormuskel getestet werden. (Nicht den 3E 21 halten.)

Wenn der Muskel entriegelt, wird das Klopfverfahren funktionieren. Wenn der Muskel verriegelt, wird es keine Wirkung zeigen. Falls sich bei den Vortests herausstellt, dass die Klopftechnik nicht helfen wird, sollten Alternativen erwogen werden. Die *Health Kinesiology* greift in solchen Fällen bevorzugt auf die sehr wirksame Symbiose-Energie-Transformation (SET-Technik) zurück, die normalerweise weiterhilft.

Auch wenn sich beim Testen herausstellt, dass die Klopftechnik helfen kann, muss dennoch stets überlegt werden, ob dieses Vorgehen für den Klienten auch richtig ist. Möglicherweise wurden in der betreffenden Sitzung bereits zahlreiche Substanzen ausbalanciert oder der Klient hat in der Sitzung oder in den Tagen zuvor eine Menge anderer Energiearbeit geleistet.

Eine einfache, laut ausgesprochene Frage kann ermitteln, ob die Klopftechnik im Einzelfall die richtige Vorgehensweise ist:

- „Haben wir die Erlaubnis des Energiesystems, das Kompatibilitätsproblem jetzt sofort zu beheben?“
- Bei dieser Frage wird leichter Druck auf den Indikatormuskel ausgeübt. Die Substanz liegt dabei nicht auf ZG 6. Auch der 3E 21 wird nicht gehalten.

Eine starke Reaktion bedeutet ein Ja. *Ohne diese Erlaubnis sollte man nicht fortfahren!* Wer die Erlaubnis außer Acht lässt, löst beim Klienten unter Umständen extreme unangenehme Nebenwirkungen aus.

Ein Nein als Antwort bedeutet nicht, dass das Problem *niemals* behoben werden kann. Es ist nur gerade nicht der richtige Zeitpunkt. Mitunter kann die Balance noch in derselben Sitzung stattfinden, nachdem zunächst eine oder mehrere andere Substanzen balanciert wurden oder eine andere Maßnahme durchgeführt wurde. Dazu sollten weitere Fragen ausgesprochen werden. (Mehr dazu in meinem Buch *Effektive Fragetechniken in der Kinesiologie,* Kirchzarten: VAK, 2005)

Ehe das Klopfen fortgesetzt wird, müssen also eine schwache Reaktion (Muskel entriegelt) auf den He 1-Test und eine starke / verriegelte Reaktion (Muskel verriegelt) auf die verbal gestellte Frage erfolgen. Sobald klar ist, dass das Energieklopfen funktioniert (He 1-Test) und dass es auch gestattet ist (verbale Frage), kann das Verfahren fortgesetzt werden.

Dazu muss die Substanz wieder auf ZG 6 platziert werden. Anschließend klopft man sanft, aber fest in beliebiger Reihenfolge 20 bis 30 Sekunden lang auf die Anfangs- und Endpunkte des Blasen-, des Nieren-, des Magen- und des Milz-Pankreas-Meridians.

Wer nur mit *einem* Finger klopft, muss äußerst exakt arbeiten. Normalerweise benutze ich zwei oder drei Finger. Damit kann ich rasch klopfen, bin aber zugleich sicher, dass ich den richtigen Punkt treffe.

Die Punkte können vom Anwender, vom Klienten oder von einem Dritten geklopft werden. Normalerweise klopfe ich selbst einige und lasse die anderen Punkte vom Klienten bearbeiten. Wenn mit einem Stellvertreter gearbeitet wird, der Körperkontakt mit dem Klienten hat, klopft der Anwender die Punkte des Stellvertreters.

Lagebeschreibung der Klopfpunkte:

Blase 1: An den beiden inneren Augenwinkeln seitlich des oberen Beginns der Nase
Blase 67: an der Außenseite des Nagelbetts der kleinen Zehen
Niere 1: in der Mitte der Fußballens
Niere 27: direkt unterhalb des Winkels zwischen Brustbein und Schlüsselbeinen, auf beiden Seiten des Brustbeins
Magen 1: auf den Knochen der Augenhöhlen direkt unterhalb der Augenmitte
Magen 45: auf der Außenseite des Nagelbetts der zweiten Zehen
Milz-Pankreas 1: an der inneren Ecke des Nagelbetts der großen Zehen
Milz-Pankreas 21: seitlich am Brustkorb, etwa in Höhe der Brustwarzen, senkrecht unter den Achselhöhlen
Nach dem Klopfen wird überprüft, ob die Balance vollständig abgeschlossen ist. Die Substanz bleibt auf ZG 6. Der Anwender hält 3E 21 und prüft, ob der Indikatormuskel jetzt verriegelt. Wenn er nicht hält, werden entweder alle Punkte erneut geklopft oder man findet über verbales Fragen heraus, welche einzelnen Punkte weiter geklopft werden müssen. Danach wird der Schlusstest wiederholt. Ich empfehle auch das Folgende:

Überprüfung der Balance durch eine verbale Frage

- Man nimmt die Substanz von ZG 6 und die Hand von 3E 21 weg und fragt:
- „Ist diese Balance jetzt stabil?“

Eine starke Reaktion bedeutet eine Bejahung. Mitunter erfolgt eine starke Reaktion auf den 3E 21-Test, aber ein Nein auf die verbale Frage. Dann wurden die Punkte meist lange genug geklopft, um die

Reaktion des Energiesystems vorübergehend zu verändern, allerdings noch nicht lange genug für eine wirklich stabile, anhaltende Balance. In diesem Fall müssen alle oder einige Punkte erneut geklopft werden. Mit zunehmender Übung kommen solche Situationen immer seltener vor.

Zusammenfassung des Vorgehens:

- Die Substanz liegt auf ZG 6. Jetzt wird geprüft, ob die Balance funktionieren wird (He 1-Test). Ein entriegelter Muskel bedeutet, dass das Klopfen helfen wird.
- Dabei liegt die Substanz nicht auf dem Körper und He 1 wird nicht berührt. Durch eine verbale Frage wird geprüft, ob das Energiesystem die Balance erlaubt . Ein verriegelter Muskel bedeutet „Ja", also die Einwilligung.
- Klopfen (Es wird bei jedem Durchgang immer nur *eine* Substanz balanciert.)
- Die Substanz liegt auf ZG 6. Jetzt wird geprüft, ob die Balance vollständig abgeschlossen wurde (3E 21-Test). Der Muskel sollte verriegeln.
- Die Substanz liegt nicht auf dem Körper. Durch eine verbale Frage wird geprüft, ob die Balance stabil ist. Der Muskel sollte verriegeln.

Diese Balance ist an sich sehr einfach und lässt sich nach den ersten paar Anwendungen leicht und rasch durchführen. Die grundlegenden Balanceschritte lassen sich in allen möglichen Situationen anwenden. Die meisten Anwender staunen, wie vielfältig und wirkungsvoll dieses einfache Test- und Balanceverfahren einzusetzen ist.

Echte Substanzen testen oder Testsätze?

Normalerweise können für das Testen sowohl die echten Substanzen als auch Testsätze verwendet werden. Unter bestimmten Voraussetzungen haben die Testsätze jedoch entscheidende Vorteile:

- Testsätze gestatten den einfachen Zugriff auf zahlreiche Substanzen. Sie lassen sich platzsparend und griffbereit in Kästen oder Taschen aufbewahren.
- Testsätze sind ideal für starke Allergiker, da das Verfahren ohne den direkten Kontakt mit der Substanz durchgeführt werden kann.
- Manchmal kommen Klienten mit klaren (aber falschen) Vorstellungen, welche Substanzen für sie problematisch oder unproblematisch sind. Mit Hilfe von Testsätzen können Substanzen getestet werden, ohne dass der Klient das Ergebnis beeinflusst, weil er während des Testvorgangs nicht weiß, was gerade überprüft wird.
- Testsätze ermöglichen auch dem Anwender den Test durchzuführen, ohne dass er weiß, welche Substanz getestet wird. Damit kann man die eigene Voreingenommenheit umgehen.
- Viele Anwender finden, dass die Verwendung von Testsätzen ihre Professionalität unterstreicht.
- Manche Substanzen sind in ihrer normalen Erscheinungsform zu kostspielig, vergänglich oder schlecht verfügbar.

Es gibt aber auch Fälle, in denen besser die echte Substanz ausgetestet werden sollte. Die Reaktion auf ein Haar des *eigenen* Hundes könnte zum Beispiel anders ausfallen als die Reaktion auf ein *beliebiges* Hundehaar aus dem Testsatz. Oder: Das Trinkwasser ist aus geologischen Gründen, aber auch je nach Güte der Leitungen und der Kanalisation regional unterschiedlich gut. Das Wasser im *Nachbarhaus* kann sich geringfügig vom *eigenen* Leitungswasser unterscheiden. Wer also seinen Nachbarn testet, sollte auch dessen Wasser verwenden.

Unabhängig davon, ob die echte Substanz oder Testsätze verwendet werden, sollte bei jedem Testdurchgang immer nur *eine* Substanz getestet werden. Einfache Substanzen sind komplexeren vorzuziehen. Ein Testsatz sollte also nicht so getestet werden, dass man den gesamten Satz auf ZG 6 legt. Ebenso wenig testet man komplexe Substanzen wie Brot oder Schokolade. Wer unvermischte Substanzen und einzelne Teströhrchen verwendet, erhält exaktere Ergebnisse und stabilere Balancen.

Testsätze sind bei verschiedenen Herstellern erhältlich. (Nähere Informationen dazu beim Verlag)

Mögliche Testobjekte

Nahrungsmittel, Aromastoffe und Nahrungsmittelzusatzstoffe

Wenn man einen Apfel auf ZG 6 legt, den 3E 21 berührt und wenn der Muskel dann entriegelt, bedeutet dies, dass der Klient auf den Apfel allergisch reagiert. Der nachfolgend beschriebene Weg ist eine wirkungsvolle Methode zur raschen Behebung von Allergien.

Normalerweise sollten alle besonderen Vorlieben des Klienten überprüft werden, da eine Allergie oft Suchtcharakter annimmt. Wenn jemand erklärt: „Am liebsten würde ich nur von X leben", kann es gut sein, dass der Betreffende auf X allergisch reagiert.

Außerdem sollte man alles testen, was der Klient besonders ungern isst, aber dennoch verzehrt. Kleinkinder entwickeln häufig eine instinktive Abneigung gegen Nahrungsallergene. Oft bestehen ihre Eltern dennoch auf deren Verzehr, weil sie glauben, dieses Nahrungsmittel sei gut für das Kind, oder weil sie befürchten, das Kind würde sich zu einem heiklen Esser entwickeln.

Jedes Nahrungsmittel kann ein Problem darstellen. Einer meiner Söhne reagierte allergisch auf Mohrrüben, selbst auf solche aus kontrolliertem Anbau. Er wurde hyperaktiv davon. Andererseits vertrug er viele Nahrungsmittel und Zusatzstoffe, die gemeinhin mit Hyperaktivität in Verbindung gebracht werden.

Phenolhaltige Nahrungsbestandteile (aromatische Bestandteile) kommen von Natur aus in allen Nahrungsmitteln vor. Sie verleihen dem Essen Farbe und Geschmack und wirken dem vorzeitigen Zerfall entgegen. Bestimmte Forschungsergebnisse deuten darauf hin, dass Menschen, die scheinbar an zahlreichen Allergien leiden, möglicherweise auf einen solchen Baustein reagieren, der in vielen unterschiedlichen Nahrungsmitteln vorkommt. Insbesondere Abram Bers Forschungen bringen bestimmte Phenolverbindungen mit bestimmten gesundheitlichen Problemen in Verbindung.

Beispiel: Menstruationsstörungen, Amenorrhö, Hitzewallungen in den Wechseljahren, Brustspannen, Juckreiz, Fettsucht, chronische Müdigkeit und Ellenbogenschmerzen können zusammenhängen mit einer Allergie gegen Apiol (enthalten in Rindfleisch, Käse, Schokolade, Milch, Orangen, Erbsen, schwarzem Pfeffer, Sojabohnen, Tomaten, Mandeln, Mohrrüben, Sellerie, Blattsalat, Rüben, Walnüssen, Lorbeerblättern und Zitronen). Die Überprüfung von Phenolverbindungen in Nahrungsmitteln und ihre Balance kann auf einfache Weise gegen eine breite Palette von Allergien helfen und zahlreiche Symptome lindern.

Auch viele Nahrungszusatzstoffe führen zu Problemen. Manche Menschen reagieren auf künstliche Farbstoffe wie Tartrazin allergisch. Andere reagieren auf Geschmacksverstärker (wie Glutamat), Süßstoffe (wie Aspartam), Konservierungsstoffe (wie Benzoesäure) oder andere chemische Stoffe, die unserer Nahrung beigefügt werden.

Als vorgefertigter Nahrung *natürliche* Farbstoffe beigefügt wurden, war ich zunächst erfreut. Ich hatte erlebt, wie viele Menschen auf künstliche Farbstoffe allergisch reagierten und wie sie litten, solange dies unentdeckt blieb. Zu meiner Überraschung und Enttäuschung stellte ich bei der Überprüfung dieser natürlichen Farbstoffe fest, dass viele Klienten auch auf sie reagierten, selbst wenn die meisten den Ausgangsstoff gut vertrugen. So stammt der Farbstoff Capsanthin (E160c) aus der Paprika. Ich hatte Klienten, die zwar auf den Farbstoff reagierten, nicht jedoch auf Paprika. Anfangs fand ich derartige Ergebnisse befremdlich, bis ich erfuhr, dass zur optimalen Extraktion solcher Stoffe Lösungsmittel wie Methanol, Hexan oder Azeton eingesetzt wurden. In den Endprodukten sind noch minimale Spuren dieser Lösungsmittel enthalten, und darauf reagieren empfindliche Klienten.

Mitunter muss auch ein Nahrungsmittel balanciert werden, das der Klient nie zu sich nimmt. Eine mögliche Erklärung dafür findet sich auf Seite 60.

Inhalierte Substanzen und Kontaktsubstanzen

Viele Anwender testen in erster Linie Nahrungsmittel, doch die Dinge, mit denen Menschen in Kontakt kommen oder die sie einatmen, sind mindestens ebenso wichtig. Jeden Tag atmen wir Staub, Schimmelsporen, Parfüms und zu bestimmten Jahreszeiten auch Pollen ein. Wir berühren verschiedene Holzarten, Gewebearten, Metalle und Keramik. All das kann für einen Klienten problematisch sein. Mit dem Kompatibilitätskonzept können viele derartige Probleme ermittelt und behoben werden.

Bei der Untersuchung von Stoffen aus der Luft müssen auch Substanzen berücksichtigt werden, die ihren Ursprung in weiter Ferne haben. Vulkanstaub, Sand, Pollen oder Umweltgifte können sich über Luftströmungen Tausende von Kilometern verbreiten. Selbst wenn der Klient also *nicht* in der Nähe eines aktiven Vulkans oder auf dem Land, bei einer Fabrik oder an einem Flughafen lebt, kann es sinnvoll sein, entsprechende Partikel aus der Luft zu testen.

Viele Chemikalien sind mittlerweile allgegenwärtig. Daraus resultierende Arten von Allergie sind den Klienten häufig nicht bewusst, weil sie ihre Reaktion mit keinem unmittelbaren Kontakt zu einer bestimmten Substanz in Verbindung bringen können. Formaldehyd ist ein solcher weit verbreiteter Stoff. Es findet sich in Spülmittel, Kosmetika und Körperpflegeprodukten, es macht nasses Papier reißfester, weshalb es in Toilettenpapier und Küchenkrepp verwendet wird. Als Klebemittelbestandteil kommt es auch in Spanplatten und Teppichen vor und viele Mittel, die Stoffe pflegeleicht und knitterfrei machen, enthalten ebenfalls Formaldehyd. Auf dem Pflegeetikett des Kleidungsstücks oder der Bettwäsche steht zwar

„100 Prozent Baumwolle“ oder „50 Prozent Baumwolle / 50 Prozent Polyester“, doch das bedeutet nicht, dass der Stoff nicht mit Formaldehyd und anderen Chemikalien behandelt wurde.

Phthalate sind in Kunststoffen enthalten. Sie machen Kunststoffe biegsamer (Weichmacher); sie können aber auch in Nahrungsmittel oder Getränke übergehen, die sich in derartigen Gefäßen befinden. Daher können bestimmte Nahrungsmittel und viele Getränke Spuren von Phthalaten enthalten. Da die Klienten mit solchen Chemikalien in Berührung kommen, können diese Substanzen getestet und nötigenfalls balanciert werden.

Beim Tanken wird Benzol frei. Darüber hinaus ist Benzol ein industrielles Lösemittel, das in Mal- und Wandfarben, Klebstoffen, Beizmitteln, aber auch in Medikamenten und bei der Herstellung von Nylon und anderen Stoffen eingesetzt wird.

Triphenylphosphat ist ein Flammschutzmittel, das vielen Kunststoffen beigefügt wird und zum Beispiel in Fernseher- und Monitorgehäusen auftaucht. Während das Gerät benutzt wird, heizt es sich auf und kleine Mengen dieser Substanz treten in die Luft über. Deshalb können im Büro auch Menschen betroffen sein, die nicht selbst am Computer oder mit ähnlichen Geräten arbeiten. Manchen Menschen ist bewusst, dass sie auf elektronische Geräte reagieren. Aber während sie selbst ihre Reaktion der elektromagnetischen Strahlung zuschreiben, ist vielleicht Triphenylphosphat die eigentliche Ursache oder zumindest ein zusätzlicher Faktor.

Ich hoffe, dass anhand dieser wenigen Beispiele klar geworden ist, dass viele derartige Stoffe so stark verbreitet sind, dass man sie zumindest bei einigen Klienten unbedingt einbeziehen sollte.

*

Der Umgang mit anderen Menschen bringt uns mit vielen Substanzen in Kontakt. Wer nicht selbst Parfüm verwendet, atmet vielleicht das Parfüm anderer ein. Klienten ohne Haustiere kommen vielleicht mit Katzenhaaren an den Kleidern ihrer Freunde in Kontakt.

Einer meiner Söhne reagierte mit starken Hustenanfällen auf den Zigarettenrauch in den Haaren und Kleidern anderer Menschen, selbst wenn diese vor Stunden zum letzten Mal geraucht hatten.

Manche Allergene wie eine Glasur auf dem Geschirr oder die Steine, aus denen das Haus des Klienten erbaut ist, sind auf den ersten Blick noch schwerer zu ermitteln.

Der Anwender sollte keine allzu starren Ansichten über die Art der Substanz haben, die Probleme bereiten könnte. Zum Beispiel stellte ich bei einem Kleinkind, das nur im Sommer einnässte, eine Allergie gegen bestimmte Gräser- und Blütenpollen fest. Ein Kind mit Ekzemen reagierte allergisch auf Baumwolle.

Mitunter wissen Klienten, dass sie nur in einem bestimmten Zimmer oder an einem bestimmten Ort reagieren, ohne dass der Anwender die genaue Ursache des Problems herausfindet. In solchen Situationen hat es sich bei mir bewährt, dass die Klienten dort 24 Stunden lang eine Schüssel mit Wasser aufstellen, die sie anschließend zum Testen mitbringen. Zu diesem Zeitpunkt haben sich alle möglichen Substanzen aus der Luft im Wasser gelöst. Dadurch kann man versuchen, das Wasser zu testen und zu balancieren, ohne die eigentliche Natur des Problems zu kennen. Ich tue so etwas nicht gern, habe aber festgestellt, dass diese Vorgehensweise als letzter Ausweg sehr hilfreich ist.

Grundsätzlich sollte ein Anwender also bereit sein, alles und jedes zu testen, ohne sich vorab darauf festzulegen, dass auf einen bestimmten Stoff *jeder* allergisch sei oder dass auf einen anderen Stoff *niemand* jemals allergisch reagieren könne. Ich plädiere dennoch immer dafür, zunächst von einer einfachen Situation auszugehen und vorerst das Nächstliegende zu testen. Wenn dies das Problem nicht löst, weite ich die Testreihen aus.

In meinem Buch *Allergy A To Z For Therapists* (2004) liste ich auf, was aus welchem Grund getestet werden sollte. Meine Webseite (www.lifeworkpotential.com) kann ebenfalls weiterhelfen.

Zahnmedizinisches Material

Zahnbehandlungen können für viele Menschen ein echtes Problem darstellen. Zahlreiche Patienten reagieren allergisch auf zahnmedizinische Schmerzmittel oder die Materialien, die in der modernen Zahnheilkunde eingesetzt werden.

Die erste Substanz, die einem dabei in den Sinn kommt, ist Amalgam, das für Zahnfüllungen eingesetzt wird. Meist ist nur die Rede von dem darin enthaltenen Quecksilber, aber tatsächlich setzt sich Amalgam aus verschiedenen Metallen zusammen. Über die Hälfte davon (in älteren Füllungen eher knapp drei Viertel) ist Quecksilber, hinzu kommen Kupfer, Zinn, Silber und Zink. Daher muss entweder auf Amalgam oder auf jedes einzelne Metall getestet werden. Manche Menschen reagieren auch auf Füllungen aus Kunststoff oder Porzellan, die zunehmend Amalgam ersetzen.

Im Idealfall wird das Material *vor* seiner Verwendung getestet. Häufig müssen jedoch Substanzen getestet werden, die sich bereits im Mund befinden. Auch das funktioniert gut. Eventuelle Probleme lassen sich mit dem Klopfverfahren beheben.

Wartezeit vor erneutem Kontakt

Wenn eine Allergie mit der Klopftechnik balanciert wird, erfolgt auf der Energieebene sofort eine Reaktion. Da es jedoch eine Weile dauern kann, bis auch der gesamte Körper anders reagiert, ist es ratsam, die Substanz(en) eine gewisse Zeit zu meiden. Dieser Zeitraum kann von einigen Tagen und bis zu mehreren Monaten reichen – er lässt sich durch verbale Fragen ermitteln. Bestimmten Dingen kann man allerdings nicht vollständig entgehen, weshalb ich meinen Klienten rate, den Kontakt *so weit wie möglich* zu reduzieren. Wenn zum Beispiel gerade eine Hausstauballergie balanciert wurde, sollte die Klientin in den Tagen danach nicht unbedingt zu Hause Staub wischen oder Staub saugen.

Nach der Balance einer Allergie auf zahnmedizinische Materialien, die sich im Mund des Klienten befinden, ist erneuter Kontakt unausweichlich. Dennoch wird die Korrektur der energetischen Fehlanpassung dem Klienten gut tun.

Toleranz

Vermutlich haben wir *alle* für *jeden* Stoff eine Toleranzschwelle. Allerdings wird jemand, der 40 Orangen am Tag *verträgt*, kaum jemals in die Situation kommen, seine Toleranzschwelle für Orangen zu *bemerken*.

Bei einer *Allergie* liegt die Toleranzschwelle bei null. Sobald die Allergie durch die Klopftechnik oder ein anderes Verfahren behoben ist, kann die Toleranz allmählich oder sofort ansteigen.

Mitunter jedoch bleibt die Toleranz trotz erfolgreicher Allergiebalance so gering, dass praktisch kaum ein Unterschied zu bemerken ist. Das ist etwa dann der Fall, wenn ein Klient nach der Balance seiner Orangenallergie immerhin 20 Tropfen Orangensaft am Tag verträgt – womit er aber auch weiterhin keine Orangen verzehren darf. Solche Klienten kommen unter Umständen zurück und klagen, dass das Klopfen nicht geholfen habe, weil sie immer noch keine Orangen essen könnten. In diesem Fall wird ein Orangenröhrchen oder ein anderes passendes Teströhrchen auf ZG 6 gelegt. Der Anwender hält 3E 21 und prüft erneut. Wenn der Arm verriegelt, bedeutet dies, dass die Toleranzschwelle noch niedrig liegt und man das Problem auf andere Weise angehen muss. Wenn der Arm entriegelt, ist davon auszugehen, dass beim ersten Mal nicht lange genug geklopft wurde. Die Punkte müssen erneut geklopft werden.

Manche Klienten waren nie *allergisch* gegen eine Substanz, doch ihre Toleranzschwelle ist so niedrig, dass man daran arbeiten sollte.

Aus den bisherigen Ausführungen könnte man entnehmen,

dass Toleranzschwellen bis zum Eingreifen eines Therapeuten statisch sind. In Wirklichkeit schwanken sie entsprechend unserem Stresspegel. Je mehr Stress jemand ausgesetzt ist, desto weniger verträgt er viele Dinge. Normalerweise steigt die Toleranz, wenn man den Klienten hilft, ihr Leben stressärmer zu gestalten. Man kann auch ganz spezifische Verfahren benutzen, um die Toleranzschwelle gegenüber bestimmten Dingen zu erhöhen; dieses Thema würde jedoch den Rahmen dieses Buches sprengen.

Aminosäuren

Bisher lag das Augenmerk auf den offensichtlichen Reaktionen auf Nahrungsmittel und andere Allergene. Das Konzept der energetischen Inkompatibilität lässt sich aber auch anwenden auf die Frage, wie der Körper die Nährstoffe aus der Nahrung verarbeitet. Aminosäuren sind die Bausteine von Protein (Eiweiß). Wenn wir Proteine zu uns nehmen, zerlegt der Körper diese in ihre Einzelteile, damit sie die Darmwand passieren können. Anschließend werden sie wieder zu speziellen, vom Körper benötigten Proteinen zusammengesetzt.

Aminosäuren sind an vielen strukturellen und funktionellen Vorgängen im Körper beteiligt. Sie sind unverzichtbar für den Aufbau der Enzyme und mancher Hormone, der Zellen, der Muskeln, der Haut, der Haare, des Blutes und der Antikörper. Manche Menschen reagieren auf eine oder mehrere Aminosäuren. Da diese im ganzen Körper so wichtig sind, kann eine solche Reaktion schwerwiegende gesundheitliche Folgen mit sich bringen.

Mineralstoffe

Mineralstoffe können nutzen oder schaden. So sind Blei, Aluminium, Quecksilber und Kadmium gesundheitsschädlich, während Zink, Kalzium und Selen dem Körper normalerweise gut tun. Von Kupfer benötigen wir sehr kleine Mengen – größere Mengen schaden uns.

Wenn beim Testen giftiger Mineralstoffe eine energetische Inkompatibilität entdeckt wird, bedeutet dies, dass das körpereigene Energiesystem diese Substanzen möglicherweise nicht als schädlich erkennt. Das hat verschiedene Auswirkungen.

Falls unser Energiesystem das Energiemuster eines giftigen Minerals nicht erkennt, wirkt dieses Mineral wahrscheinlich bereits in Spuren, die weit unter der normalen Toleranzgrenze eines Menschen mit intakter Energiemustererkennung liegen. Nachdem mit Hilfe der Klopftechnik die korrekte Einordnung des Mineralstoffs wieder hergestellt wurde, ist dieser immer noch giftig, doch der Körper ist besser in der Lage, mit den Auswirkungen des Gifts fertig zu werden.

Einen *giftigen* Mineralstoff, dessen Energiemuster nicht erkannt wird, versucht der Körper vielleicht gar nicht erst auszuscheiden. Möglicherweise wird er stattdessen gespeichert, vielleicht sogar als Nährstoff, den der Körper später einmal gebrauchen könnte. Die Einlagerung solcher giftiger Mineralien in Gelenken, Gehirn, Lunge, Haaren oder Nägeln kann die unterschiedlichsten Probleme hervorrufen.

Wenn das Energiesystem das Energiemuster eines *Nährstoffs* nicht richtig erkennt, wird es diesen nicht voll ausnutzen, weil gar nicht erst versucht wird, den Stoff vollständig zu resorbieren. Deshalb kommt es vor, dass ein Nährstoff zwar ausreichend zugeführt wird, aber dennoch Mangelerscheinungen beim Klienten auftreten. Bei manchen Menschen wird der nicht aufgenommene Mineralstoff nicht ausgeschieden, sondern falsch gespeichert. Dadurch kommt es zu Symptomen, die denen einer übermäßigen toxischen Belastung ähneln. Ein solcher Klient kann also zugleich Mangelerscheinungen als auch Vergiftungssymptome mitbringen, was sehr verwirrend sein kann, bis man das Konzept der Inkompatibilität einbezieht. Das Klopfen zum Beheben gestörter Energieerkennung behebt sowohl den Mangelzustand als auch die Vergiftungserscheinungen.

Ein gutes Beispiel hierfür war eine Klientin, deren Tests ergaben, dass ihr Energiesystem Kalzium nicht richtig erkannte. Ihr Körper lagerte das Kalzium vermehrt in den Gelenken ein, was zu Arthritis führte. Ihre brüchigen, schwachen Nägel deuteten auf Kalziummangel hin. Ich erklärte ihr, dass ihre Symptome gleichzeitig auf zu viel und zu wenig Kalzium hindeuteten und dass dieser Zustand erblich sein könne. Daraufhin berichtete sie sofort, dass ihre Mutter kurz vorher bei einer Krankenhausuntersuchung erfahren habe, dass sich ungewöhnlich viel Kalzium um ihr Herz herum eingelagert habe. Mit der Mutter habe ich nie gearbeitet. Offenbar hatte jedoch auch sie ein Problem mit der Kalziumerkennung, nur ging ihr Körper anders damit um. Bei meiner Klientin gelangte das Kalzium vornehmlich in die Gelenke, bei ihrer Mutter in die Herzgegend. Nachdem die Fehlanpassung korrigiert war, besserte sich der Zustand meiner Klientin ganz erheblich. Auch ihre Nägel wurden stabiler.

Wenn das Energiesystem einen *erwünschten* Mineralstoff nicht richtig identifiziert, sollte dieser nicht unmittelbar nach Abschluss der Klopftherapie künstlich zugeführt werden. Es könnte jedoch sinnvoll sein, ihn später gezielt einzunehmen. Dafür gibt es meiner Ansicht nach zwei Gründe:

Zum einen braucht der Körper die Erfahrung, dass und wie er den Mineralstoff auf natürliche Weise aus der Nahrung aufnehmen kann, anstatt ihn konzentriert vorgesetzt zu bekommen.
Zum anderen – und das ist vermutlich wichtiger – muss das Energiesystem die falsch gelagerten Vorräte aufstöbern und verwen-

den. Wenn der Klient den Mineralstoff *ergänzend* einnimmt, wird der Körper mit großer Wahrscheinlichkeit für seinen Bedarf auf das Konzentrat zugreifen anstatt auf den eingelagerten Mineralstoff. Damit bleibt das Problem der übermäßigen Ablagerungen jedoch ungelöst. Wenn ich meiner Arthritisklientin nach Abschluss des Klopfens Kalziumtabletten empfohlen hätte, wären die Mangelerscheinungen (brüchige Nägel) vermutlich zurückgegangen. Ihre Arthritis hätte sich jedoch nicht oder nur langsam gebessert. Normalerweise setze ich verbale Fragen mit Muskeltests ein, um zu überprüfen, ob der Nährstoff irgendwann ergänzend zugeführt werden sollte.

Obwohl ich meinen Klienten diese Zusammenhänge erläutere, gehen viele dennoch los und holen sich ein Ergänzungsmittel. Deshalb erkläre ich ihnen mittlerweile, dass sie die bisher „verkannte" Substanz keinesfalls zusätzlich einnehmen sollten (solange keine entsprechenden Testergebnisse vorliegen).

Das Problem der Nichterkennung und falschen Ablagerung wirft ein interessantes Licht auf die Empfehlungen, bei Mangelerscheinungen Ergänzungsmittel einzunehmen. Falls der Mangel darauf zurückgeht, dass unser Energiesystem das energetische Muster des Nährstoffes nicht richtig deutet, werden zusätzliche Gaben die Mangelerscheinungen vermutlich zurückgehen lassen. Je mehr der Körper mit dem Mineralstoff „überschwemmt" wird, desto mehr bleibt auch hängen. Allerdings ist davon auszugehen, dass auch der falsch eingelagerte Anteil zunimmt. Die schädlichen Auswirkungen fallen vielleicht nicht sofort auf, führen aber auf lange Sicht voraussichtlich zu gesundheitlichen Schwierigkeiten.

Als ich in einem Kurs für Anwender von diesem Problem der falschen Zuordnung von Nährstoffen berichtete, erwähnte ich, dass weiße Flecken auf den Nägeln auf Zinkmangel durch falsche energetische Erkennung von Zink zurückgehen könnten. Eine der Teilnehmerinnen hatte solche weiße Flecken auf den Nägeln und beschloss, den Test gleich auszuprobieren. Tatsächlich stellte sich heraus, dass ihr Körper Zink nicht vollständig als nützlichen Nährstoff einordnete, was sie daraufhin korrigierte. Einige Monate später kam sie bei einer Konferenz auf mich zu, hielt mir ihre Nägel vor und sagte: „Sehen Sie nur!" Die obere Hälfte ihrer Nägel wies immer noch weiße Flecken auf, doch die untere Hälfte war völlig normal. Seit der Balance waren ihre Nägel ohne weiße Flecken nachgewachsen. Ihr Körper hatte also gelernt, Zink zu erkennen und richtig einzusetzen.

Die Test- und Balanceverfahren für giftige wie für nutritive Mineralien laufen genauso ab wie bei Allergien.

Vitamine

Nicht nur Mineralstoffe, sondern auch Vitamine können vom Körper falsch eingeordnet werden. Wasserlösliche Vitamine (B-Vitamine und Vitamin C) werden bei fehlerhafter Erkennung möglicherweise ausgeschieden. Fettlösliche Vitamine – wie die Vitamine A und E – werden eher eingelagert und können somit Mangel- und Überschusserscheinungen hervorrufen.

Grundsätzlich ist es nicht sinnvoll, unmittelbar nach dem Beheben eines energetischen Kompatibilitätsproblems dem Körper Vitamine zuzuführen. Die Gründe dafür sind dieselben, die bereits beim Thema Mineralstoffe dargelegt wurden.

Essenzielle Fettsäuren

Je nachdem, ob der Körper eine Fettsäure selbst synthetisieren kann, wird zwischen essenziellen und nicht essenziellen Fettsäuren unterschieden. Essenzielle Fettsäuren wie Linolsäure oder Eicosapentaensäure kann der Körper nicht selbst herstellen. Der Bedarf muss demnach über die Ernährung oder über Ergänzungsmittel gedeckt werden, denn die essenziellen Fettsäuren werden zur Erzeugung von Prostaglandinen (hormonähnlichen Substanzen) benötigt, die für die Gesundheit unverzichtbar sind. (Mehr Informationen über Prostaglandine auf Seite 49)

Ein Fettsäuremangel kann Energie und Ausdauer herabsetzen, das Immunsystem schwächen oder aber hohen Blutdruck, Arthritis, trockene Haut und rissige Fingernägel nach sich ziehen. Diese Symptome können auch dann auftreten, wenn die essenziellen Fettsäuren zwar in der Nahrung ausreichend vorhanden sind, das Energiesystem eine oder mehrere davon jedoch nicht richtig erkennt.

Manchmal besteht ein Problem mit dem im Körper ablaufenden Umbau von essenziellen Fettsäuren zu Prostaglandinen. Ergänzungsmittel mit Nachtkerzenöl oder Borretschöl liefern GLA (Gammalinolensäure) und überspringen damit einen der Umbauschritte. Für Menschen, bei denen der Umbauprozess gestört ist, kann dies hilfreich sein. Wenn die Ursache des Problems jedoch darin liegt, dass das Energiesystem die essenziellen Fettsäuren nicht richtig erkennt, lässt sich dieser Zustand durch das Kompatibilitätsverfahren beheben.

Nahrungsergänzungsmittel

Viele Klienten, die einen Kinesiologieanwender aufsuchen, nehmen bereits Ergänzungsmittel ein. Möglicherweise ist jedoch der Schaden, den diese Mittel anrichten, größer als ihr Nutzen.
Neben den eigentlichen Wirkstoffen enthalten Ergänzungsmittel stets noch zahlreiche inaktive Bestandteile. Überzüge aus Schellack (von Läusen), Hydroxypropylmethyl-Zellulose und natürlichen Farbstoffen (wie Chlorophyll) verbessern den Geschmack und erleichtern das Schlucken. Die genaue Dosierung in den Kapseln oder Tabletten wird durch Verdünnungsmittel wie mikrokristalline

Zellulose, Dikalziumphosphat und Sojaöl erreicht. Meistens bestehen die Kapselhüllen aus Gelatine (tierischen Ursprungs) und enthalten möglicherweise Glyzerin, damit sie weicher sind und sich besser schlucken lassen. Mitunter sind Gleitmittel beigemischt, die dafür sorgen, dass pulverisierte Stoffe im Herstellungsprozess besser durch die Maschinen „fließen". Zu diesen Gleitmitteln gehören Magnesiumstearat, Stearinsäure, hydrogenisiertes Pflanzenöl und Kieselsäure in Form von Siliziumdioxid.

Klienten reagieren möglicherweise allergisch auf aktive oder inaktive Wirkstoffe in einem Ergänzungsmittel und entwickeln dann die verschiedensten Symptome. Einer Klientin mit Schuppenflechte ging es richtig gut, bis sie begann, Lebertran gegen ihre Arthritis einzunehmen. Die Schuppenflechte flammte wieder auf, doch ich konnte die Ursache rasch identifizieren und beseitigen.

Wenn Klienten ein Mineral- oder Vitaminpräparat verwenden, dessen energetisches Muster der Körper nicht erkennt, können solche Stoffe – wie im Kapitel über Mineralstoffe beschrieben – falsch eingelagert werden.

Bakterien und Viren

Das Test- und Balanceverfahren für energetische Inkompatibilität eignet sich besonders dann, wenn Klienten mit Bakterien oder Viren zu kämpfen haben. Die energetischen Muster solcher Organismen werden auf dieselbe Weise getestet wie bei Nahrungsmitteln, Mineralstoffen usw.

Wenn das Konzept der energetischen Inkompatibilität bei Menschen angewendet wird, die gerade mit einer Infektion zu kämpfen haben, können die Schwere und die Dauer der Infektion unter Umständen deutlich zurückgehen. Zudem sind diese Menschen auch gegen künftige Ansteckung gefeit. Ich habe erlebt, wie Klienten mit einer schweren Erkältung oder einer beginnenden Grippe hereinkamen und nach nicht einmal einer halben Stunde symptomfrei waren. Viele Klienten erklärten, dass die Symptome ab dem Moment zurückgingen, in dem die Inkompatibilität korrigiert wurde.

Das Verfahren kann auch dann eingesetzt werden, wenn das Energiesystem noch von einer zurückliegenden Infektion geschwächt ist. Ein Klient, der nach einer Halsinfektion durch Streptokokken Schuppenflechte entwickelte, reagierte sehr prompt auf die Korrektur der energetischen Inkompatibilität bezüglich dieser Bakterien. Innerhalb von zehn Tagen gingen Rötung, Schmerzen und Juckreiz, die durch die Schuppenflechte bedingt waren, erheblich zurück.

Viren

Viren sind die kleinsten bekannten Infektionserreger. Außerhalb lebender Zellen sind Viren harmlos. Sie dringen in lebende Zellen ein, übernehmen sie und vermehren sich dort. Normalerweise sind Viren im Körper unerwünscht. Deshalb ist es lebenswichtig, dass das Energiesystem sie als schädlich erkennt. Es kommt vor, dass Anwender HIV-Viren oder ähnlich gefährliche Viren zu balancieren haben. Das kann auf eine akute Infektion des Klienten zurückgehen, kann aber auch notwendig werden, weil der Klient diesem Virus (oder bestimmten Bakterien) gegenüber besonders empfänglich ist. Die Balance ist in solchen Fällen eine Vorbeugungsmaßnahme für den Fall, dass der Klient einmal mit diesen Krankheitserregern in Berührung kommt.

Ein gutes Beispiel für die Wirksamkeit der Balance einer energetischen Inkompatibilität sind Klienten mit Herpesbläschen. Normalerweise werden solche Bläschen durch das Herpes-simplex-Virus hervorgerufen (gewöhnlich Herpes simplex Typ I). Bei schmerzhaften Bläschen sollte grundsätzlich auf Herpes getestet werden. Mit dem Teströhrchen kann das Virus sogar dann getestet und balanciert werden, wenn zu diesem Zeitpunkt gar keine Bläschen zu sehen sind. Ich konnte dieses leidige Problem in beinahe 100 Prozent aller Fälle beheben.

Bakterien

Wasser, Luft und Erde wimmeln von Bakterien. Manche sind nützlich, andere schädlich, wieder andere angeblich harmlos. Es gibt zahlreiche Bakterien, die Menschen Schaden zufügen. Mit dem Aufkommen antibiotikaresistenter Stämme (zum Beispiel methizillinresistenter Staphylokokkus aureus, MRSA) ist dieses Problem in vielerlei Hinsicht besorgniserregender geworden als Virusinfektionen.

Man macht es sich zu einfach, wenn man nur im Zusammenhang mit Infektionen, Nahrungsmittelvergiftungen und Atemwegsproblemen an Bakterien denkt. Ihre Auswirkungen reichen jedoch viel weiter. So ist Streptokokkus mutans an Zahnfäule beteiligt und Helicobacter pylori an peptischen Magengeschwüren.

Wenn der Muskel bei schädlichen Bakterien entriegelt, bedeutet dies nicht zwangsläufig, dass der Betroffene Probleme mit diesen Bakterien hatte. Der Test zeigt nur, dass der Körper diese Bakterien nicht als schädlich einstuft. Handelt es sich um verbreitete Bakterien, so kann man davon ausgehen, dass schon einmal eine Infektion damit stattgefunden hat, die nicht einfach verlaufen ist. Es bedeutet auch, dass der physische Körper immer noch nicht damit abgeschlossen hat. Mit Hilfe der Klopftechnik – sofern sie hier angebracht ist – kann man dem Energiesystem helfen, dieses Problem loszuwerden. Jemand, der schädliche Bakterien nicht erkennt, kann sich auch in Zukunft leicht mit diesen Bakterien infizieren.

Manche Bakterien sind nützlich. Hierzu gehören Darmbakterien, die bestimmte B-Vitamine und Vitamin K herstellen. Manche Bakterien sorgen für einen schützenden Säuremantel auf der Haut. Wenn der Muskel entriegelt, sobald diese Bakterien auf ZG 6 liegen, versucht der Körper wahrscheinlich, sich solcher nützlicher Bakterien zu entledigen. Das Beheben des Problems ermöglicht es dem Energiesystem, diese Bakterien als hilfreich einzustufen.

Zahlreiche andere Organismen, die häufig im menschlichen Körper vorhanden sind, scheinen uns nicht zu schaden. Aus meiner Sicht ist es gut möglich, dass auch sie eine nützliche Funktion ausüben, die wir nur noch nicht kennen. Es klingt unwahrscheinlich, dass zwei Organismen – Mensch und Bakterie – ständig zusammenleben sollen, ohne dass eine Art symbiotischer Beziehung zwischen ihnen besteht. Daher ist es möglicherweise lebenswichtig und zur Erhaltung des Gleichgewichts unerlässlich, dass unser Energiesystem solche Bakterien richtig erkennt. Erste Ergebnisse neuerer Untersuchungen weisen darauf hin, dass diese Bakterien einen direkten Einfluss auf das Immunsystem haben könnten. Es scheint so, als würden sie schädlicheren Bakterien entgegenwirken, indem sie deren übermäßige Vermehrung behindern.

Es ist also wichtig, dass Bakterien vom Energiesystem korrekt identifiziert werden. Sonst ermutigt es unter Umständen die Ausbreitung von Krankheitserregern oder wirkt ihr zumindest nicht aktiv entgegen. Es könnte auch versuchen, notwendige oder harmlose Bakterien zu bekämpfen.

Manchmal kann der Kompatibilitätstest Korrekturbedarf im Hinblick auf solche Bakterien oder Viren anzeigen, die heutzutage selten auftreten und mit denen der Betroffene vermutlich nie in Kontakt gekommen ist. Die Gründe dafür können vielfältig sein. Unter Umständen kommt ihr Energiemuster demjenigen, das vom Energiesystem gewünscht wird, einfach am nächsten.

Eine andere Möglichkeit wäre, dass ein chronisches (erbliches) Miasma vorliegt. Dieses Konzept stammt aus der Homöopathie und bezieht sich auf einen angeborenen „Makel“, der einen Vorfahren betroffen hat. Zu den wichtigsten Miasmen zählen Syphilis, Gonorrhö und Tuberkulose. Bei einer fehlerhaften energetischen Erkennung von TB-, Syphilis- und ähnlichen Krankheitserregern muss diese Krankheit nicht unbedingt vorliegen, sondern das Testergebnis kann auf eine chronische Veranlagung zur Ausbildung bestimmter Symptome hinweisen. So ist jemand mit tuberkulinischem Miasma häufig nervös und erschöpft, jemand mit syphilitischem Miasma neigt zu Trübsinn, Depressionen und Stumpfsinn, vielleicht auch zu Problemen mit Knochen und Zähnen. (Mehr darüber in homöopathischen Lehrbüchern.)

Pilze, Chlamydien, Rickettsien, Protozoen und Parasiten

Pilze

Pilze sind einfache, parasitäre Lebensformen, die durch direkte Vergiftung, durch toxische Abbauprodukte, durch allergische Reaktionen und / oder Besiedelung von Körpergewebe Erkrankungen hervorrufen.

Verschiedene Aspergillus-Arten verursachen schwere Atemwegssymptome. Fußpilz wird von dem Erreger Trichophyton rubrum erzeugt. Ein wichtiger Pilz ist Candida. In der Praxis ist häufig Candida albicans gemeint, wenn von diesem Pilz die Rede ist, doch auch andere Candida-Formen wie Candida glabrata oder Candida krusei gewinnen zunehmend an Bedeutung. Es kann also sinnvoll sein, auf sie zu testen.

Chlamydien

Chlamydien sind Mikroorganismen, die größenmäßig zwischen Viren und Bakterien liegen. Wie Viren können sie sich erst vermehren, wenn sie in die Zellen anderer Lebewesen eingedrungen sind. In anderer Hinsicht jedoch ähneln sie Bakterien und reagieren auf Antibiotika.

Es gibt sehr interessante aktuelle Forschungsergebnisse über *Chlamydia pneumoniae*. Seit langem ist bekannt, dass Infektionen mit diesem Erreger Entzündungen von Rachen, Kehlkopf, Bronchien und Lunge hervorrufen können. Jüngste Untersuchungen zeigen, dass Chlamydien noch beängstigendere Auswirkungen haben können. Menschen, die mit Chlamydien infiziert sind, erleiden viereinhalbmal häufiger einen Schlaganfall als entsprechende Kontrollgruppen ohne Chlamydienkontakt. Daneben liegen Hinweise auf Zusammenhänge mit Alzheimer, Asthma und bestimmten Arthritisformen vor. Chlamydieninfektionen sind zudem sehr verbreitet: 50 Prozent der Bevölkerung infizieren sich schon vor dem zwanzigsten Lebensjahr mit Chlamydien und es kommt offenbar häufig zu erneuten Infektionen. Ich bin mir nicht sicher, ob die Korrektur einer energetischen Fehlanpassung bezüglich Chlamydien solchen langfristigen Gesundheitsproblemen vorbeugen kann, doch ich halte es für möglich.

Rickettsien

Rickettsien ähneln Bakterien, können sich jedoch nur dann vermehren, wenn sie in die Zellen anderer Lebensformen eindringen. Es handelt sich um parasitäre Mikroorganismen, die in Zecken, Läusen und ähnlichen Lebewesen existieren. Durch Bisse, Stiche oder kontaminierte Ausscheidungen dieser Tiere werden Menschen mit Rickettsien infiziert.

Protozoen

Protozoen sind Einzeller, also die einfachsten, primitivsten tierischen Wesen. Zu den Protozoen zählen Giardia lamblia, Escherichia coli, Trichomonas vaginalis und die Plasmodiumfamilie (Malariaerreger). Es handelt sich also um eine wichtige Kategorie im Rahmen der energetischen Inkompatibilität.

Parasiten

Viele Kinesiologieanwender schreiben den Parasiten einen wichtigen Anteil an Erkrankungen zu und testen daher gern entsprechend. Wenn sich eine energetische Inkompatibilität herausstellt, *muss* der Betreffende nicht von diesem Parasiten befallen sein, auch wenn dies häufig der Fall ist. Parasiten durchlaufen verschiedene Lebensstadien. Es ist wichtig, die Energiemuster der verschiedenen Stadien möglichst getrennt zu überprüfen. Rundwürmer (Fadenwürmer, Madenwürmer und Hakenwürmer) haben den einfachsten Lebenszyklus: vom Ei zur Larve zum adulten Tier. Bei Bandwürmern existiert ein zusätzliches Stadium: Ei – Larve – abgeschlossene Zyste – adultes Tier. Egel wiederum entwickeln sich vom Ei über Mirikidia, Redia, Zerkaria und Metazerkaria zum adulten Tier.

Pilze, Chlamydien, Rickettsien, Protozoen und Parasiten werden nach demselben Verfahren balanciert wie alle anderen bisher behandelten Testobjekte.

Impfstoffe

Ich persönlich bin keine Verfechterin breit angelegter Massenimpfungen. Viele Klienten kommen jedoch geimpft oder entschließen sich dazu, sich impfen zu lassen. Impfungen können Schäden hervorrufen, das ist unbestritten. Die Frage ist daher nur noch, wie groß dieser Schaden ist und ob die Impfung insgesamt mehr nutzt als schadet.

Wenn bei der Suche nach Inkompatibilität Impfstoffe auffallen, berichten die Klienten bemerkenswert häufig von unerwünschten Reaktionen auf diesen Impfstoff, oder dass sie sich seit dieser Impfung unwohl fühlen. In beiden Fällen kann die Korrektur der energetischen Fehlanpassung Gesundheit und Wohlbefinden verbessern.

Es kann vorkommen, dass Klienten Balancen benötigen für Impfungen, die bereits vor vielen Jahren durchgeführt wurden; oder aber es geht um Impfungen, die sie erst aktuell vornehmen lassen wollen. Solche Fragen kommen häufig bei Kindern oder bei der Planung von Fernreisen auf. Ich bemühe mich meine Klienten ausreichend zu informieren, damit sie eine fundierte Entscheidung fällen können. Wenn sie die Impfung wünschen, können unerwünschte Wirkungen möglicherweise durch die „Klopfbalance“ der energetischen Fehlanpassung verhindert werden.

Vor und nach einer Impfung sollten die entsprechenden Teströhrchen der zugehörigen Bakterien oder Viren, aber auch der Impfstoff selbst getestet und balanciert werden.

Wenn der Klient eine Impfung ablehnt, teste und balanciere ich die entsprechenden Bakterien- bzw. Virusröhrchen. Außerdem empfehle ich die Lektüre der *Vaccination Bible* von Lynne McTaggart oder ähnliche Schriften zu homöopathischen und anderen Alternativen.

Medikamente und Genussmittel

Im Idealfall sollten unsere Klienten keinerlei Medikamente oder Genussmittel zu sich nehmen. Mitunter sind Medikamente jedoch unverzichtbar, teilweise auf Dauer und teilweise bis wir mit den Klienten so lange gearbeitet haben, dass sie *ohne* diese Mittel auskommen können. Meiner Erfahrung nach beruhen viele Nebenwirkungen von Arzneimitteln darauf, dass das Energiesystem das energetische Muster des jeweiligen Mittels nicht richtig erkennt. Hier kann das Klopfverfahren unter Umständen ermöglichen, dass jemand von seinen Medikamenten profitiert, ohne dass Nebenwirkungen auftreten.

Manche Klienten reagieren auch auf die inaktiven Substanzen, die in Tabletten oder Kapseln enthalten sind (mehr dazu auf Seite 37).

Es ist stets wichtig, zunächst die Erlaubnis des Energiesystems einzuholen, ehe die Klopftechnik Zum Korrigieren einer energetischen Fehlanpassung angewendet wird. Dies gilt bei Medikamenten in besonderem Maße, denn in seltenen Fällen kann das Klopfen bezüglich eines Medikaments die Dosis verändern, die ein Klient benötigt. Kein Anwender sollte allerdings einem Klienten *raten*, eine vom Arzt verordnete Dosierung *eigenmächtig* zu verändern.

*

Manche Menschen greifen eher und häufiger zu Genussmitteln als andere. Eine solche „Abhängigkeit“ erweist sich gewöhnlich als energetische Inkompatibilität. Nach der Balance können die Klienten leichter gegen ihre Sucht angehen. Der Test ist jedoch kein Nachweis dafür, dass ein Klient derartige Genussmittel in der Vergangenheit zu sich genommen hat oder gegenwärtig konsumiert. Arznei- und Genussmittel können lange Zeit im System präsent bleiben. Einmal verlangte das energetische System eines Klienten zu meiner Überraschung die Balance im Hinblick auf ein Beruhigungsmittel. Als ich ihm dies mitteilte, berichtete er, dass er vor vielen Jahren einen schweren Nervenzusammenbruch erlitten habe und damals in einem psychiatrischen Krankenhaus mit hohen Medikamentendosen behandelt worden sei. Bei der Aufnahme der Fallgeschichte hatte er dies nicht erwähnt.

Wenn jemand das Rauchen aufgeben möchte, sollte er auf Nikotin und Kotinin getestet werden. Der Körper baut Nikotin in Kotinin um. Dieser Stoff macht hochgradig süchtig und bleibt länger erhalten als Nikotin. Kinder und Erwachsene, die sich in verrauchter Umgebung aufhalten, müssen vielleicht ebenfalls auf Nikotin und Kotinin getestet werden.

Einige kleinere Kinder in meiner Praxis brauchten Balancen in Bezug auf Genussmittel, die ihre Mütter eingenommen hatten, bevor sie von ihrer Schwangerschaft wussten.

Hormone, Enzyme und andere biochemische Stoffe im Körper

Die Anwendung des Konzepts der energetischen Inkompatibilität auf Hormone und andere körpereigene Botenstoffe ist ganz besonders spannend und wirkungsvoll. Der Körper erzeugt zahlreiche chemische Stoffe, um sich aufzubauen und zu erhalten. Wenn dabei Fehler auftreten, leidet die Gesundheit darunter.

Hormone werden vom Körper in einem oder in mehreren Organen erzeugt. Anschließend werden sie durch den Körper transportiert, um an einer anderen Stelle eine Wirkung zu erzeugen. Sie gehören zu den Botenstoffen.

Wenn das Energiesystem das energetische Muster eines Hormons nicht richtig erkennt, versucht es offenbar entweder, dieses Hormon zu zerstören, oder es „ignoriert“ die damit verbundene Botschaft. Beide Reaktionen können schwer wiegende gesundheitliche Folgen haben. Viele Klienten profitieren von Maßnahmen, die das Korrigieren der Inkompatibilität einbeziehen. Besonders nützlich scheint eine solche Korrektur bei Schilddrüsen-, Menstruations-, Blutzucker- und Gewichtsproblemen zu sein.

Eine wichtige Hormongruppe hat Bezug auf die Fortpflanzung und sexuelle Merkmale. Es ist eine unangemessene Vereinfachung, bestimmte Sexualhormone pauschal als männliche oder weibliche Hormone einzustufen. Auch Frauen erzeugen Testosteron und Männer produzieren eine ganze Reihe „weiblicher“ Hormone. Die Mengen sind zwar jeweils geringer, aber die Hormone sind trotzdem vorhanden. Zum Beispiel stellen auch Männer Prolaktin her, ein Hormon, das die Milchproduktion in den Brustdrüsen ankurbelt. Allerdings liegt der Prolaktinspiegel von nichtschwangeren Frauen um 60 Prozent höher und der von schwangeren Frauen ist noch höher. Informationen über die Rolle der Sexualhormone beim jeweils anderen Geschlecht sind leider schwer zu finden. – Aber natürlich beruhen nicht alle hormonellen Probleme auf der Unfähigkeit des Energiesystems das energetische Muster eines Hormons zu identifizieren. Manche Erscheinungen beruhen auf einer Schädigung oder anderweitigen Beeinträchtigung einer Drüse. In solchen Fällen bleibt der Kompatibilitätstest ergebnislos. Die entsprechende Klopftherapie hilft dann ebenfalls nicht weiter.

Neurotransmitter

Bei Neurotransmittern handelt es sich um Botenstoffe, die von Nervenendigungen freigesetzt werden. Sie leiten die Nervenimpulse über die Synapse hinweg zum nächsten Nerv, einer Muskelzelle oder einer Drüsenzelle weiter. Dadurch können Impulse im Nervensystem rasch von einer Zelle zur nächsten gelangen. Zu den Neurotransmittern zählen etwa Serotonin, Azetylcholin, Dopamin und GABA. Manche Neurotransmitter (wie Noradrenalin) haben auch hormonähnliche Funktionen. Ein Neurotransmitter kann entweder stimulierend oder hemmend wirken. Manche dieser Stoffe vereinen beide Eigenschaften. So wirkt Azetylcholin an Nerv-Muskel-Verbindungen anregend, an Nerv-Nerv-Verbindungen hingegen entweder anregend oder hemmend.

Neuropeptide

Neurotransmitter, die aus drei bis vierzig Aminosäuren bestehen, zählen zu den so genannten Neuropeptiden. Diese Stoffe sind im zentralen und peripheren Nervensystem weit verbreitet, haben sowohl anregende als auch hemmende Wirkungen und ähnliche Aufgaben wie die Neurotransmitter. Es gibt unterschiedliche Arten von Neuropeptiden: Endorphine, Methionin- und Leucin-Enkephalin, Dynorphine, die Substanz P, hypothalamische anregende und hemmende Hormone sowie Angiotensin II. Jeder Stoff besitzt eine spezielle Funktion und kann mit einer breiten Palette von Gesundheitsstörungen zusammenhängen.

Prostaglandine

Prostaglandine wurden 1935 in der Samenflüssigkeit entdeckt. Man vermutete damals, dass sie von der Prostata erzeugt würden. Inzwischen weiß man, dass diese hormonähnlichen Substanzen ständig im ganzen Körper aus essenziellen Fettsäuren synthetisiert werden. Es wurden über 30 Prostaglandine identifiziert, die jedoch keine Namen erhalten, sondern mit Buchstaben und Zahlenkombinationen beschrieben werden, zum Beispiel PGD_1. Es handelt sich um kurzlebige Substanzen, die der Körper rasch wieder abbaut. Im Gegensatz zu Hormonen wandern sie nicht durch den Körper, sondern wirken ganz in der Nähe ihres Entstehungsortes. Interessanterweise können sie an verschiedenen Orten ganz unterschiedliche Wirkungen hervorrufen. So stimuliert PGE_2 im Reproduktionssystem die Kontraktionen der Gebärmutter. Im Atmungssystem hingegen erweitert es die Atemwege. Manche Prostaglandine tragen zur Stabilisierung des Blutdrucks bei, schützen vor peptischen Geschwüren oder wirken entzündungshemmend.

Enzyme

Enzyme sind Katalysatoren, die bestimmte Reaktionen beschleunigen, also millionen- bis milliardenfach schneller ablaufen lassen als ohne das Enzym. Wir kennen über 1000 verschiedene Enzyme im menschlichen Körper, doch vermutlich gibt es noch viele weitere, von denen wir noch nichts wissen. Enzyme bestehen aus Proteinen. Theoretisch könnte eine Zelle die unterschiedlichsten chemischen Stoffe erzeugen. Was sie letztendlich produziert, wird vom Vorhandensein bestimmter Enzyme bestimmt. Wenn das Energiesystem ein Enzym nicht erkennt, versucht es vielleicht, diesen Stoff abzubauen oder auf andere Weise von einem effektiven Einsatz abzuhalten. Viele Enzyme können nur aktiv werden, wenn weitere, nicht eiweißhaltige Faktoren (Ko-Faktoren) vorhanden sind. Zink,

Mangan, Kalium, die natriumhaltigen Vitamine B_1 und B_2 sowie Nikotinamid sind häufige Ko-Faktoren. Wenn das Energiesystem mit der Erkennung eines Ko-Faktors Probleme hat, kann das Enzym möglicherweise nicht richtig wirken, obwohl das Enzym selbst richtig erkannt wird.

Stoffwechselabbauprodukte

Der Körper lässt sich in gewisser Hinsicht unter anderem mit einem Chemiewerk vergleichen. Bei all seinen chemischen Stoffwechselreaktionen entstehen Abbauprodukte wie Harnstoff, Bilirubin, Brenztraubensäure und Harnsäure. Wenn solche Stoffe nicht richtig eingeordnet werden, unterlässt das Energiesystem mitunter ihren Abbau und ihre Ausscheidung. Stattdessen versucht es, diese Substanzen am falschen Ort zu speichern, was die Gesundheit des Klienten beeinträchtigt.

Obwohl ich die körpereigenen Stoffe in getrennten Kategorien beschrieben habe, wird es in der Praxis häufig vorkommen, dass mehrere Substanzen aus verschiedenen Kategorien zu balancieren sind. Wenn der Klient etwa unter Depressionen leidet, können Dopamin, Betaendorphin, Serotonin, Anandamid und Prostaglandin E_1 ebenso getestet werden wie die Aminosäure Tryptophan.

Bei Klienten mit Blutzuckerproblemen sollte man zahlreiche Substanzen testen, insbesondere Glykogen, Insulin, Glukagon, –Orexin B, Amylase (aus dem Speichel) und die Enzyme, die an der Glykolyse beteiligt sind.

Menschen, die ihr Gewicht reduzieren wollen, kann man durch Überprüfung und Balance von Leptin, Somatostatin, den Neuropeptiden Y, CART und GLP_1 sowie allen Verdauungsenzymen helfen.

Es gibt noch andere biochemische Stoffe im Körper, die sich nicht so leicht kategorisieren lassen. Zu ihnen zählen Kollagene, Myoglobin, Albumin und Salzsäure. Auch sie können bei der Arbeit für einen Klienten wichtig werden. Bei Klienten mit Allergien und / oder entzündlichen Reaktionen testet man Histamin, die Komplementärfaktoren und den Tumor-Nekrose-Faktor Alpha.

Wenn Klienten unter starken Schmerzen leiden, überprüft man Anandamid, die Substanz P, Nocizeptin und Nocistatin. Zahnfleischprobleme können mit Lysozym und Cathepsin C zusammenhängen. In den Testsatzinformationen auf der Webseite von *Life-Work Potential* sind noch viele weitere Möglichkeiten aufgeführt.

Gesunde und kranke Körperregionen

Es gibt Testsätze, die die energetischen Muster gesunder und kranker Körperteile beinhalten. Sie können genauso eingesetzt werden wie jedes andere Teströhrchen. Ich empfehle ihre Verwendung nicht für die Diagnose, aber sie eignen sich durchaus dazu, Menschen bei zahlreichen Problemen weiterzuhelfen.

Da ich noch nicht lange mit diesen Testsätzen arbeite, kann ich ihre Wirkung noch nicht abschließend beurteilen. Offenbar kann die Verwendung von Röhrchen mit gesundem Gewebe jedoch dazu beitragen, die Resonanzfrequenz des jeweiligen Gewebes oder Organs im Körper zu normalisieren. Wenn das Klopfen bei erkranktem Gewebe angewendet wird, erkennt der Körper seine Erkrankung unter Umständen besser und kann die nötigen Maßnahmen einleiten, um ihr entgegenzusteuern.

Manchmal wird man beim Testen Röhrchen mit erkranktem Gewebe einsetzen, aber ein positives Testergebnis heißt nicht unbedingt, dass der Klient an der entsprechenden Erkrankung leidet. Mitunter enthält der Testsatz kein passendes gesundes Gewebe, so dass das Energiesystem auf das kranke Gewebe ausweicht – wie bei anderen Substanzen auch wählt das Energiesystem vielleicht das ähnlichste, nächstliegende, weil das exakt passende Röhrchen nicht vorliegt.

Manchmal benötigen wir ein Teströhrchen nicht wegen des gesamten Inhalts möglicherweise kommt es nur auf *eine bestimmte*, darin enthaltene Zelle oder auf *einige* Zellen an. Beispielsweise gibt es alle möglichen Arten von Oberflächenepithelen (die Hüllen von Organen usw.). Der Test könnte also auf ein bestimmtes Organ hinweisen, aber nicht weil dieses Organ einen Defekt hätte, sondern weil die Probe eine bestimmte Art Epithelgewebe enthält.

Es kann auch vorkommen, dass eine Probe angezeigt erscheint, die eine bestimmte chronische Erkrankung repräsentiert, aber nicht deshalb, weil die betreffende Person diese Krankheit hätte, sondern weil sie eine dieser Krankheit entsprechende Schwäche (Miasma) geerbt hat. (Mehr dazu auf Seite 42)

Körpersubstanzen

Die Verwendung echter Körpersubstanzen bei Kompatibilitätstests ist immer besonders faszinierend. Man benutzt diese Substanzen, weil das Energiesystem auf irgendeinen Bestandteil darin reagiert. Die Substanz enthält etwas, was der Klient entweder schlecht ausscheiden oder nicht angemessen einsetzen kann.

Wer mit Körpersubstanzen arbeitet, muss diese normalerweise erst auf irgendeine Weise gewinnen. Daher sollten im Sitzungszimmer Papiertücher, Schere usw. vorhanden sein. Bevor eine Probe auf einem Papiertuch oder Ähnlichem getestet wird, sollte dieses neutral auf ZG 6 getestet werden, damit sichergestellt ist, dass der Klient nicht auf das Papier reagiert. Sollte das doch einmal der Fall sein, muss erst an diesem Punkt balanciert oder ein anderes Trägermaterial verwendet werden.

Für Kompatibilitätstests kommen eine ganze Reihe von Körpersubstanzen in Frage:

Ohrenschmalz

Ohrenschmalz enthält häufig Stoffe, die das Gehirn beeinflussen oder Schwindel erzeugen. Ohrenschmalz lässt sich mit Wattestäbchen entnehmen und dann zum Testen auf ZG 6 legen. Wenn das Ohrenschmalz eine Substanz enthält, auf die der Körper reagiert, produziert das Ohr oft sehr viel von diesem Sekret. Nach der Korrektur der energetischen Fehlanpassung geht die Ohrenschmalzproduktion normalerweise rasch wieder auf ein normales Maß zurück und andere Symptome bessern sich oder verschwinden völlig.

Nasensekret, Nasenschleim

Viele Menschen leiden an Erkältungen, laufender Nase und Atemgeräuschen. Deshalb werden Nasenschleim und andere Nasensekrete häufig getestet. Das wässrige Sekret von Heuschnupfenpatienten enthält meist einen Teil der Pollen, auf die diese Menschen reagieren. Die Klopfsequenz muss möglicherweise den ganzen Sommer hindurch wiederholt werden, weil das Sekret jedes Mal andere Pollen enthält, je nachdem, welche Pflanzen gerade blühen. Die Balance von Nasensekreten kann bei einem akuten Schnupfen die Dauer der Symptome ganz erheblich verkürzen.

Haut

Hautproben werden häufig benötigt. Sie können von gesund erscheinender Haut stammen, aber auch von problematischen Bereichen wie Pigmentflecken, Verletzungen, Ekzemen oder Schuppenflechte. Bei Hauterkrankungen scheidet der Körper bestimmte Substanzen häufig auf ungeeignetem Wege, nämlich über die Haut aus. Das reizt die Hautzellen und sorgt oft für übermäßige Schuppung. Am leichtesten lassen sich Hautschuppen so nehmen, dass ein Stück Pflaster oder Klebeband auf die Haut gelegt, behutsam angedrückt und dann noch vorsichtiger wieder abgezogen wird. Diese Probe kann anschließend auf ZG 6 getestet werden. Ich hatte etliche Männer mit Schuppenflechte unter meinen Klienten, die in der Vergangenheit als Ingenieure oder Mechaniker mit Ölen in Verbindung gekommen waren. Beim Testen stellte sich heraus, dass ihr Körper das energetische Muster dieser Öle nicht erkannte und offenbar versuchte, einen Teil des Öls durch die Haut auszuscheiden. Das verursachte die Schuppenflechte oder trug zumindest dazu bei. Bei einem meiner Klienten lag seine Ingenieurtätigkeit schon Jahre zurück. Nach der Balance mit Hilfe des in diesem Buch beschriebenen Verfahrens besserte sich die Schuppenflechte jeweils merklich.

Speichel

Unser Speichel enthält eine erstaunliche Vielzahl an Substanzen. Aus medizinischer Sicht lassen sich HIV-Erreger und Drogenmissbrauch über den Speichel nachweisen. Neuere Forschungen haben ergeben, dass bestimmte Peptide und Fettsäuren im Speichel mit Krebs, Alzheimer und Herzerkrankungen in Verbindung gebracht werden können. Auch frühe Hormonveränderungen, die auf eine Schwangerschaft hindeuten, sind bei einer Speichelanalyse zu erkennen. Viele Kinderkrankheiten, die durch Bakterien oder Viren hervorgerufen werden, können klinisch durch eine Speichelanalyse nachgewiesen werden. Zudem enthält der Speichel einige Enzyme (darunter Lysozym und Speichelamylase bzw. Ptyalin). Selbst wenn wir hier keine *medizinischen* Tests durchführen, mag dies als Hinweis auf die Spannbreite der Substanzen dienen, die im Speichel auftreten. Gewöhnlich bitte ich daher meine Klienten, auf ein Papiertuch zu spucken, das ich anschließend auf ZG 6 lege.

Zahnbeläge

Zahnbeläge (Plaque) zwischen den Zähnen lassen sich bei Menschen mit Zahnfleischerkrankungen oder Herzproblemen besonders gut mit Zahnseide abnehmen. Wissenschaftliche Forschungen ermittelten eine Beziehung zwischen Parodontose und Herzkrankheiten, allerdings ist bisher noch nicht abschließend geklärt, wie diese Verbindung zustande kommt. Schwangere mit Parodontose haben offenbar häufiger *vorzeitige* Entbindungen und bekommen häufiger Kinder mit einem niedrigen Geburtsgewicht.

Schweiß

Schweiß besteht hauptsächlich aus Wasser, aber auch aus Abbauprodukten wie Ammoniak, Harnstoff, Salzen und Zucker. Hinzu kommen Bakterien, die sich in Schweiß vermehren. Die Balance kann mit einer Schweißprobe erfolgen. Der Schweiß kann aber auch andere Substanzen enthalten, die der Körper auf diesem Wege ausscheidet. Auch sie können durch Klopfen balanciert werden.

Tränen

Tränen bestehen ebenfalls hauptsächlich aus Wasser. Normalerweise enthalten sie außerdem Kochsalz, etwas Schleim, Antikörper, Mangan und andere Mineralstoffe sowie das antibakteriell wirksame Enzym Lysozym.

Vaginalsekrete

In Sekreten aus der Scheide finden sich für gewöhnlich verschiedene Hormone, mitunter aber auch andere Substanzen, die der Körper auf diesem von der Natur eigentlich nicht vorgesehenen Weg auszuscheiden versucht.

Samen

Manchmal muss auch die Samenflüssigkeit getestet werden, da sie vielerlei Stoffe von Proteinfragmenten bis hin zu Nahrungsmittelallergenen beinhalten kann. Wenn eine Klientin Schwierigkeiten mit der Empfängnis hat, ist es immer sinnvoll, den Samen ihres Partners bei ihr zu testen.

Urin

Im Urin sind zahlreiche Substanzen zu finden. Zu den normalen Bestandteilen zählen Harnstoff, Chlorid, Natrium, Kalium, Phosphate, Sulfate, Kreatin und einige Hormone. Wenn andere Stoffwechselprodukte wie Glukose, Harnsäure, Eiweiß, Albumin oder Bilirubin darin vorkommen, ist dies ein Hinweis darauf, dass etwas nicht stimmt. Auch Giftstoffe werden häufig über den Urin ausgeschieden. Kotinin, das Hauptabbauprodukt von Nikotin, ist im Urin von Rauchern nachweisbar, aber auch in dem von Kindern und Erwachsenen, die Zigarettenrauch ausgesetzt sind. Weitere Drogen oder Medikamente und ihre Abbauprodukte können ebenfalls im Urin ermittelt werden. Umweltgifte wie Organophosphate sind gut über den Urin aufzuspüren. Andere Substanzen, zum Beispiel Titaniumdioxid, das unter anderem in Tabletten, Kapseln und Maskara vorkommt, finden sich im Urin, wenn ein Klient Kontakt damit hat. Bei einer Infektion wird man auch Mikroben entdecken können.

Wenn ich eine Urinprobe benötige, bitte ich den Klienten normalerweise um einige Tropfen auf einem Stückchen Toilettenpapier, das ich in weiteres Toilettenpapier einwickele, ehe ich es auf ZG 6 lege.

Haare und Nägel

Mineralstoffe werden manchmal in Haaren und Nägeln nicht richtig eingelagert. Wenn so etwas geschieht, kommt es häufig zu schwachen, brüchigen Haaren oder Nägeln. Proben lassen sich mit Schere oder Nagelknipsers leicht gewinnen. Man sollte jedoch beachten, ob die Probe von einem *bestimmten Bereich* des Kopfes oder von einem *bestimmten* Nagel stammen soll.

Viele Klienten berichten, dass ihre Haare und Nägel nach der Korrektur einer energetischen Fehlanpassung kräftiger werden. Vermutlich liegt die Ursache darin, dass die Mineralstoffe falsch gespeichert wurden. An den daraus resultierenden Schwachstellen brechen Haare und Nägel dann leichter. Sobald so etwas balanciert wurde, ist die Struktur nicht mehr beschädigt und Nägel oder Haare können kräftiger nachwachsen.

Stuhl

Nach Möglichkeit meide ich Stuhluntersuchungen, weil die Gewinnung von Stuhlproben nicht so angenehm ist, doch gelegentlich sind sie unumgänglich. Im normalen Stuhl sind zahlreiche Substanzen enthalten, darunter unverdauliche Nahrungsreste, tote Bakterien (auch solche, die normalerweise den gesunden Darm besiedeln), tote, abgeschilferte Zellen aus der Darmwand und Galle. In auffälligem Stuhl können daneben Blut, Eiter, Fett, Parasiten, Schwermetalle und schädliche Bakterien vorkommen. Bei Klienten mit Laktoseintoleranz, die dennoch Milchprodukte zu sich nehmen, finden sich unter Umständen Milchsäure und andere kurzkettige Fettsäuren, die durch Laktosegärung im Dickdarm entstehen.

Blut

Blut enthält die verschiedensten Nährstoffe. Teilweise hängt der Gehalt davon ab, was der Klient in letzter Zeit verzehrt hat. Außerdem transportiert Blut die Abbauprodukte Harnstoff und Bilirubin. Man findet Fibrinogen, das an der Blutgerinnung beteiligt ist, Antikörper und Komplementärfaktoren aus dem körpereigenen Abwehrsystem sowie eine breite Palette von Hormonen, die auf dem Weg zu ihrem jeweiligen Zielorgan sind. Daneben sind auch Cholesterin, Homozystein, bestimmte Chemikalien und Schwermetalle nachweisbar.

In Deutschland dürfen grundsätzlich nur Ärzte Blut abnehmen. (Sie können diese Aufgabe allerdings unter bestimmten Bedingungen an Pflegekräfte delegieren.) Arzthelferinnen oder Krankenschwestern oder auch der Klient selbst dürfen einen Tropfen Blut aus dem Finger entnehmen. Ein Anwender ohne die erforderliche medizinische Ausbildung sollte im Zweifelsfall den Klienten bitten, den Tropfen selbst zu gewinnen. Am einfachsten geht dies mit einer Ausstattung, wie sie auch von Diabetikern benutzt wird.

Dass Körpersubstanzen so viele verschiedene Bestandteile enthalten, hat sowohl Vorteile als auch Nachteile. Ein Vorteil liegt darin, dass die gewünschte Substanz mit hoher Wahrscheinlichkeit in einer oder mehreren Körpersubstanzen enthalten ist. Ein Nachteil kann darin liegen, dass neben der gewünschten Substanz zahlreiche andere Stoffe vorhanden sein können, deren Balance das Energiesystem zu diesem Zeitpunkt nicht wünscht. Es ist hier von größter Bedeutung, vor dem Klopfen die Erlaubnis des Energiesystems einzuholen, da in der Probe Dinge enthalten sein können, die der Körper derzeit nicht balancieren lassen will. Glücklicherweise stehen viele Stoffe für diesen Zweck auch als Testsätze zur Verfügung.

Manchmal erscheint es ganz klar, welche Gewebe- oder Ausscheidungsprobe man wählen sollte. Bei einer starken Erkältung wird man in erster Linie auf Nasensekret zurückgreifen, während man bei einem Ekzem wahrscheinlich eine Hautprobe benötigt. Dennoch sollte der Anwender unvoreingenommen an das Testen herangehen und erst prüfen, welche Art Probe angemessen ist. (Mehr zu diesem Thema auf Seite 62)

In der Praxis denke ich häufig gar nicht darüber nach, was ich da balanciere, wenn ich eine Körperprobe verwende, sondern ich halte mich an die Testergebnisse und balanciere weiter. Mitunter ist das Vorgehen natürlich offensichtlich, aber manchmal wäre es auch interessant, mehr zu wissen, um den durchgeführten Prozess besser verstehen zu können.

Blüten- und Edelsteinessenzen, homöopathische Arzneimittel

Bisher habe ich Substanzen betrachtet, die der Körper aufnimmt, also Nahrungsmittel, Zusatzstoffe, Pollen, Staub, Schimmelpilze, Bakterien, Viren, Medikamente sowie Stoffe, die der Körper entweder für den Eigenbedarf herstellt (Hormone, Enzyme, Neurotransmitter) oder die im Stoffwechselprozess anfallen. Daneben gibt es eine weitere große Kategorie, in die sich homöopathische Arzneimittel, Blüten- und Edelsteinessenzen und meine Erdenergieessenzen einordnen lassen. Auch sie können nach dem Konzept der energetischen Inkompatibilität getestet werden.

Was hat es also zu bedeuten, wenn wir eine dieser energetischen Substanzen auf ZG 6 legen, 3E 21 halten und der Muskel entriegelt? Es bedeutet, dass der Körper das energetische Muster nicht erkennt und dass dieser Mensch deshalb die positiven Auswirkungen dieser Energie aus irgendeinem Grund nicht nutzen kann. Man könnte natürlich das Heilmittel zuführen, um das Problem zu lösen, oder damit klopfen (vorausgesetzt, das Klopfen funktioniert und wird vom Energiesystem gestattet).

Manche Menschen finden diese Aussage verwirrend. Wenn man eine Orange auf ZG 6 legt und der Muskel entriegelt, bedeutet dies, dass der Betroffene *keine* Orangen essen sollte. Jetzt hingegen sage ich, man könne ein Mittel einnehmen, wenn der Muskel entriegelt.

Das scheint ein Widerspruch zu sein, ist es aber nicht. Es besteht nämlich ein großer Unterschied zwischen der Orange und einer Blütenessenz. Bei der Orange handelt es sich um eine physische, fassbare Substanz, während die Essenz ein energetisches Muster, ein Schwingungsmuster, darstellt. Ein Weg zur Balance einer Orangenallergie (die sich auf ZG 6 zeigte), wäre die Verabreichung einer homöopathisierten Verdünnung der Orange. Wenn eine Substanz auf ZG 6 den Muskel entriegelt, muss der Klient diese Substanz in ihrer realen Form so lange meiden, bis das Problem behoben ist. Dennoch kann deren energetische Form geklopft oder eingenommen werden. Dadurch wird die Allergie balanciert und die positiven Wirkungen des Heilmittels werden vermittelt.

Interessanterweise zeigen manche Menschen Reaktionen beim Test auf Lebensmittel, die sie noch nie zu sich genommen haben. Es kommt einem merkwürdig vor, dass der Körper hier eine Korrektur verlangt. Wir müssen dabei daran denken, dass alles ein energetisches Gegenstück besitzt. Vielleicht bedarf eher die *Schwingungsqualität* der Substanz als die tatsächliche physische Ausprägung einer Balance.

Zum Beispiel gilt Sellerie bei den Perelandra-Gartenessenzen als eine Essenz, die das Immunsystem ausgleicht. Gurke ist für depressive Phasen geeignet und Dill löst eine Opferhaltung. Oberflächlich besehen scheint der Anwender dann gegen eine Gurkenallergie zu klopfen, doch es ist nicht nur das: Vielleicht hilft er dem Klienten gerade, die Depressionen in seinem Leben anzugehen. Das Energiesystem kann sogar darum bitten, Gurken zu balancieren (obwohl der Betreffende nie Gurken isst), nur weil die zugehörigen Energiequalitäten bei der Überwindung der Depression

helfen. Jede physische Substanz kann als Schwingungsheilmittel eingesetzt werden, wenn das energetische Kompatibilitäts-Prozedere verwendet wird.
Bei homöopathischen Heilmitteln ist die Potenz beim Klopfen normalerweise unwichtig, auch wenn sie bei Einnahme des Mittels von größter Bedeutung sein kann.

Homöopathische Mittel und Blütenessenzen werden in Repertorien beschrieben. Es sollte den Anwender nicht überraschen, wenn mitunter ein Heilmittel verlangt wird, das scheinbar keine Beziehung zu diesen Beschreibungen hat. Beispiel: Einer meiner Söhne litt einmal unter starkem Husten. Die Tests wiesen auf ein bestimmtes homöopathisches Mittel hin. Als ich über dieses Mittel nachlas, stand dort nichts von Atemwegsproblemen, also gab ich ihm das Mittel nicht. Am nächsten Tag war der Husten noch schlimmer. Wieder testete ich nach einem Heilmittel und wieder kam ich auf dasselbe. Da ich diesmal getestet hatte, ohne zu wissen, was sich in den Fläschchen befand, lenkte ich ein und verabreichte das Mittel. Eine halbe Stunde später hörte der Husten auf. Dieser Vorfall ist lange her. Damals hatte ich viel weniger Erfahrung und weniger Zutrauen zu meinen Muskeltests. Darum war diese Lektion so wertvoll. In meinem Beispiel habe ich nicht geklopft, sondern ihm das Mittel gegeben, doch grundsätzlich gelten die gleichen Überlegungen.

Die Aussagen zu Miasmen (siehe Seite 42) gelten auch für homöopathische Mittel.

Abschließende Hinweise

Wie man entscheidet, was getestet werden soll

Inzwischen ist deutlich geworden, dass man die vielfältigsten Dinge testen kann. Wie also entscheidet der Anwender, was getestet werden soll? Dafür gibt es verschiedene Ansätze.

Manchmal hat der Klient bereits eine gute Idee, worauf sein Problem beruhen könnte. Doch ebenso oft ist dieser Ansatz falsch oder der Klient tappt selbst im Dunkeln. Einer meiner Klienten kam mit der festen Überzeugung, er reagiere allergisch auf Erdnüsse. Beim Testen stellte sich heraus, dass er stattdessen den Hopfen in seinem Bier nicht vertrug, das er gewöhnlich zu den Erdnüssen trank.

Sinnvoll ist natürlich die Nutzung des eigenen Wissens und der Erfahrung, welche Substanzen häufig welche Form von Problemen hervorrufen. Wenn die Symptome sich zu einer bestimmten Tages- oder Jahreszeit verschlimmern, ist eine Allergie recht wahrscheinlich. Bakterien oder Hormone hängen mit bestimmten Symptomen oder Krankheiten zusammen. Bei Klienten, die mit entsprechenden Problemen kommen, ist es ratsam, in dieser Richtung zu testen.

Allergien gehen oft mit Abhängigkeit einher. Daher sollte der Klient gefragt werden, ob er bestimmte Dinge besonders gern isst oder trinkt. Diese Vorlieben sollten unbedingt getestet werden. Dasselbe gilt für verbreitete Gerüche, die viele Menschen ablehnen, die von unserem Klienten jedoch als angenehm empfunden werden. Wer den Geruch von Kreosot (aus Teer gewonnenes Holzschutzmittel) oder Benzin mag, reagiert vermutlich allergisch auf diese Substanzen. (Mehr zu diesem Thema findet sich in meinem Buch *Allergy A To Z For Therapists.*)

Man könnte natürlich alles testen, was zur Verfügung steht, doch das würde extrem lange dauern und wäre ein sehr umständlicher Weg. Oft helfen Intuition, Erfahrung oder Informationen des Klienten bei der Entscheidung, wo man anfangen soll. Wichtig ist jedoch auch eine systematische, zuverlässige Methode für die Fälle, in denen dieser Ansatz nicht funktioniert oder nicht passt. Durch verbale Fragen mit Muskeltest können die Optionen rasch eingegrenzt werden. Zu den typischen Fragen gehören die folgenden:

- „Sollen wir als Nächstes etwas balancieren, was der Klient mitgebracht hat?"
- „Sollen wir bei der nächsten Balance nach etwas suchen, was in meiner Praxis vorhanden ist?"
- „Sollen wir jetzt nach etwas suchen, was in meinen Testsätzen enthalten ist?"
- „Brauchen wir als Nächstes eine Körpersubstanz?"

Dabei muss bedacht werden, dass das Energiesystem in *einer* Sitzung vielleicht Balancen für eine ganze Reihe von Substanzen wünscht, allerdings in einer bestimmten Reihenfolge. Die Frage soll sich daher immer auf die nächste Substanz beziehen, die zu balancieren ist. In meinem Buch *Effektive Fragetechniken in der Kinesiologie* wird vermittelt, wie solche Fragen rasch und treffsicher zum Ziel führen.

Selbstverständlich können innerhalb einer Sitzung oder in mehreren Sitzungen verschiedene Vorgehensweisen kombiniert werden. Wichtig ist jedoch innere Offenheit gegenüber der Frage, was getestet werden soll, sowie größtmögliche Objektivität beim anschließenden Testen.

Wie eine Test- und Balancesitzung verläuft

Normalerweise möchte man in einer Sitzung *mehr als eine* Substanz balancieren. Wie muss die Sitzung dazu ablaufen?

Sobald die erste Substanz ermittelt und balanciert ist, muss festgestellt werden, ob es angezeigt ist, mehr zu tun. Dazu stelle ich gewöhnlich eine verbale Frage:

- „Haben wir die Energieerlaubnis, das Testen fortzusetzen und weitere Dinge zu balancieren?"

Ein verriegelter Muskel bedeutet: Ja, man kann fortfahren. Wenn der Muskel entriegelt, wird nicht weitergetestet. Das bedeutet selbstverständlich nicht, dass überhaupt keine Balancen mehr durchgeführt werden dürfen. Sie können möglicherweise sogar noch in derselben Sitzung stattfinden, nachdem zunächst auf andere Weise weitergearbeitet wurde. Meistens ist das Energiesystem jedoch einverstanden, wenn in einer Sitzung eine ganze Reihe von Balancen erfolgen. Nach der zweiten Substanz wird die Frage erneut gestellt. Nur wenn der Muskel verriegelt, werden die Tests mit der nächsten Substanz fortgesetzt.

Irgendwann kommt vielleicht der Zeitpunkt, da der Anwender aufhören möchte. Auch dann sollte überprüft werden, ob der Zeitpunkt angemessen ist. Ich wende dazu erneut eine verbale Frage und den Muskeltest an. Diesmal lautet die Frage:

- „Haben wir die Erlaubnis des Energiesystems, jetzt aufzuhören?"

Ein verriegelter Muskel bedeutet, dass das Energiesystem einverstanden ist. Wenn der Muskel entriegelt, sollte man unbedingt fortfahren. Möglicherweise müssen noch eine oder mehrere inkompatible Substanzen balanciert werden. Vielleicht ist aber auch ein anderes Verfahren erforderlich.

Anhang

Das Test- und Balanceverfahren für Inkompatibilität im Überblick

1. Die Thymusdrüse klopfen

Der Anwender oder der Klient klopft auf *den* Bereich des Brustkorbs, in dem die Thymusdrüse des Klienten liegt: bei Erwachsenen etwa 5 cm unterhalb der Stelle, an der Brustbein und Schlüsselbeine aufeinander treffen. Das Klopfen sollte kreisförmig gegen den Uhrzeigersinn ausgeführt werden, der Durchmesser dieses Kreises sollte rund 7,5 cm betragen. Man klopft etwa 30 Sekunden lang mit einem oder zwei Fingern. (Zur Lage der Thymusdrüse und aller weiteren genannten Punkte vgl. Abbildungen S. 66–67)

2. Prüfen, ob das Energiesystem balanciert ist, und die gewohnten Vortests durchführen

- Man sucht einen Muskel, der beim Test im Klaren hält.
- Man testet einen beliebigen Muskel im Klaren, während *eine* Hand auf dem Nabel liegt. Wenn der Klient balanciert ist, sollte der Muskel „verriegeln".
- Eine Hand bleibt weiterhin über dem Nabel liegen. Man drückt die Muskelfasern im Muskelbauch eines beliebigen Muskels in Faserverlaufsrichtung *zusammen* und testet einen Indikatormuskel, der vorher im Klaren hielt. Wenn der Klient balanciert ist, sollte dieser Muskel jetzt „entriegeln".
- Die Hand bleibt auf dem Nabel liegen. Man zieht jetzt die Muskelfasern im Muskelbauch in Faserverlaufsrichtung *auseinander* und prüft einen Indikatormuskel. Ist der Klient balanciert,

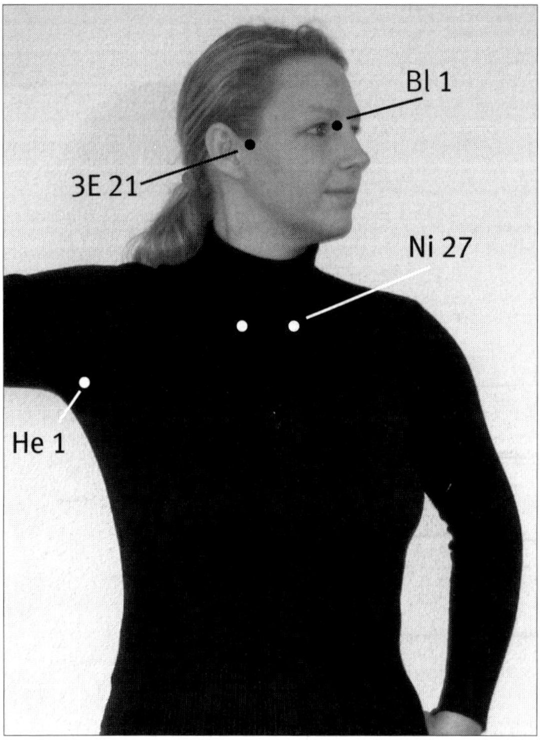

dann sollte nun der Muskel verriegeln. Ist dies nicht der Fall, liegt das in der Regel daran, dass man die Muskelfasern nicht ausreichend auseinander gezogen hat.

- Eine der beiden Hände bleibt weiterhin auf dem Nabel. Man testet den Indikatormuskel, während der Klient „nein" sagt. Bei einem balancierten Menschen sollte der Muskel bei dieser Aussage entriegeln.
- Die Hand bleibt auf dem Nabel. Nun testet man den Indikatormuskel, während der Klient „ja" sagt. Bei einem balancierten Menschen sollte er bei dieser Aussage verriegeln.
- Die eine Hand verharrt immer noch über dem Nabel. Man legt den sich nach Norden ausrichtenden Pol eines Magneten auf den Muskelbauch eines beliebigen Muskels und testet den Indikatormuskel. Wenn der Klient balanciert ist, sollte der Indikatormuskel entriegeln. (Bei Klienten mit Herzschrittmacher: Vorsicht mit Magneten!)
- Eine Hand verbleibt über dem Nabel. Man legt den sich nach Süden ausrichtenden Pol eines Magneten auf den Bauch eines beliebigen Muskels und testet den Indikatormuskel. Wenn der Klient balanciert ist, sollte der Indikatormuskel verriegeln.

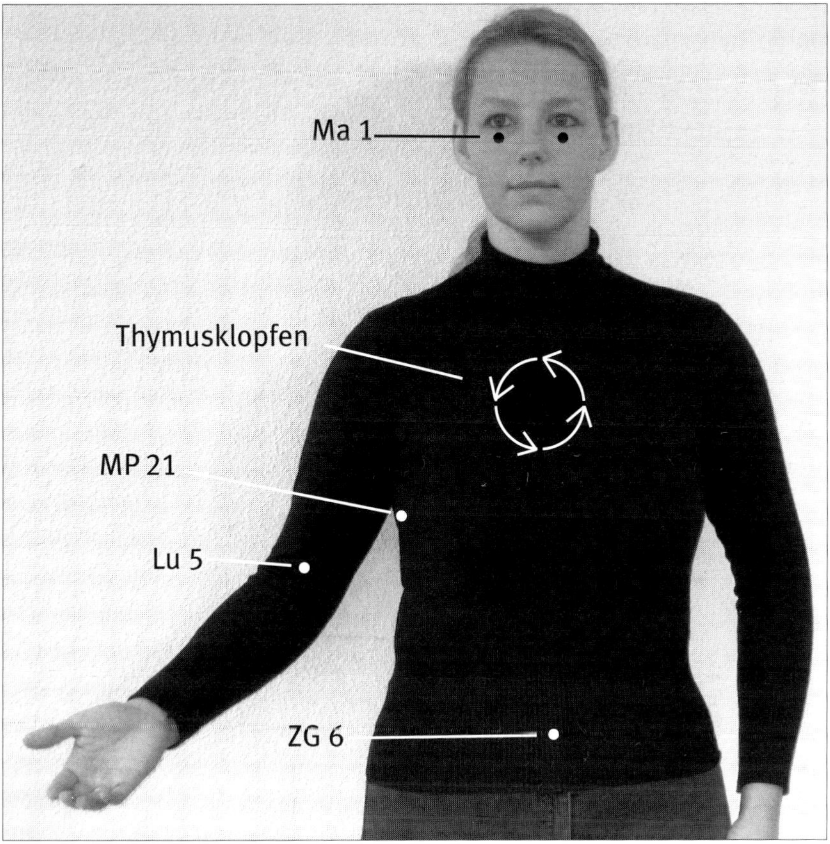
Ma 1
Thymusklopfen
MP 21
Lu 5
ZG 6

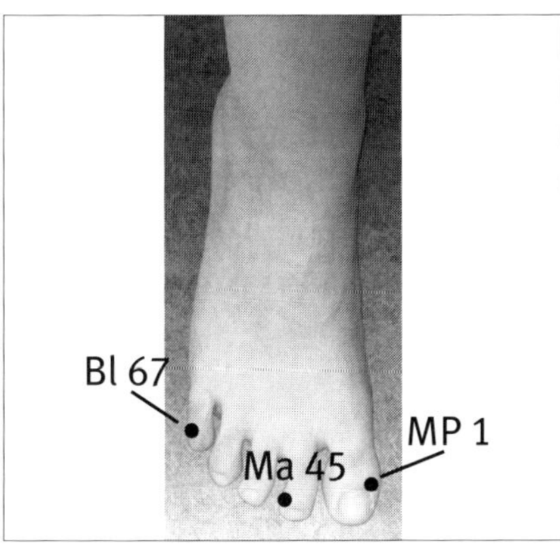
Bl 67
MP 1
Ma 45

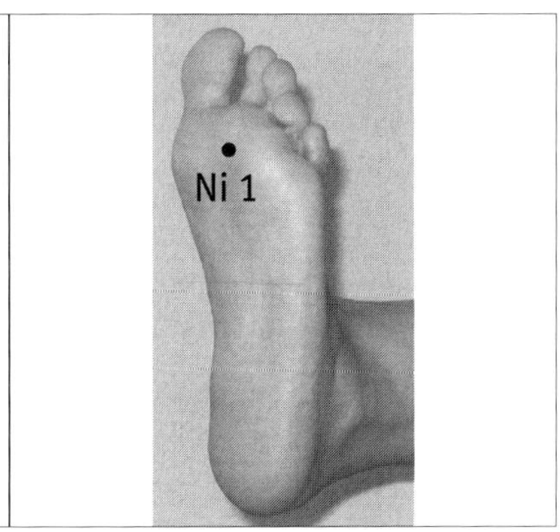
Ni 1

3. Festlegen, welche Substanz getestet werden soll

Verbal Fragen stellen, dazu einen Muskel testen.

4. Testen mit der ermittelten Substanz

- Einer der beiden Punkte 3E 21 wird im Klaren getestet, *ohne* Hand über dem Nabel. Normalerweise ist bleibt der Muskel dabei verriegelt.
- Wenn der Muskel nachgibt, *beide* 3E 21 und *beide* Lu 5 (in der Mitte der Ellenbeugenfalte, siehe Abbildung) klopfen. Danach den Test wiederholen. Der Muskel wird jetzt halten.
- Nun legt man die zu untersuchende Probe oder das Teströhrchen auf ZG 6, hält 3E 21 und testet einen Indikatormuskel.

Wenn der Indikatormuskel entriegelt ist, bedeutet dies, dass der Körper das Energiemuster der Substanz *nicht* richtig erkennt!

5. Testen, ob das Kompatibilitätsverfahren funktionieren wird

Die Substanz liegt auf ZG 6. Beide He 1-Punkte in der Achselhöhle des Klienten werden gehalten. Dann kann der Indikatormuskel getestet werden. (Dabei den Bauchnabel und 3E 21 nicht berühren.) Wenn der Muskel jetzt entriegelt, wird das Klopfverfahren funktionieren. Wenn der Muskel verriegelt bleibt, wird es keine Wirkung zeigen.

6. Auf Erlaubnis zum Balancieren des Problems testen

„Haben wir die Erlaubnis des Energiesystems, die energetische Fehleinschätzung jetzt sofort zu balancieren?“ Bei dieser Frage wird leichter Druck auf den Indikatormuskel ausgeübt. Die Substanz liegt dabei nicht auf ZG 6. Auch der 3E 21 wird nicht gehalten.

7. Die Meridianpunkte klopfen

Die Substanz wird wieder auf ZG 6 platziert. Dann klopft man sanft, aber fest in beliebiger Reihenfolge 20 bis 30 Sekunden lang auf die Anfangs- und Endpunkte des Blasen-, des Nieren-, des Magen- und des Milz-Pankreas-Meridians:

Blase 1: An den beiden inneren Augenwinkeln seitlich des oberen Beginns der Nase
Blase 67: an der Außenseite des Nagelbetts der kleinen Zehen
Niere 1: in der Mitte der Fußballen
Niere 27: direkt unterhalb des Winkels zwischen Brustbein und Schlüsselbeinen, auf beiden Seiten des Brustbeins
Magen 1: auf den Knochen der Augenhöhlen direkt unterhalb der Augenmitte
Magen 45: auf der Außenseite des Nagelbetts der zweiten Zehen
Milz-Pankreas 1: an der inneren Ecke des Nagelbetts der großen Zehen
Milz-Pankreas 21: seitlich am Brustkorb, etwa in Höhe der Brustwarzen, senkrecht unter den Achselhöhlen

8. Den Test am Kompatibilitätspunkt wiederholen

Die Substanz bleibt auf ZG 6. Man hält 3E 21 und prüft, ob der Indikatormuskel jetzt verriegelt. Man kann die Balance auch mit einer verbalen Frage überprüfen. Dazu nimmt man die Substanz von ZG 6 und die Hand von 3E 21 weg und fragt: „Ist dieser Vorgang vollständig abgeschlossen?“ Falls nicht, kann man sämtliche Punkte nochmals klopfen.

9. Testen, ob die Balance stabil ist

Die Substanz liegt nicht auf dem Körper. Man stellt die Frage: „Ist diese Balance stabil?“ Der Muskel sollte verriegeln.

10. Falls weitere Substanzen getestet werden sollen: Fragen, ob die Fortsetzung angemessen ist

„Haben wir die Energieerlaubnis, das Testen fortzusetzen und weitere Dinge zu balancieren?“ – Ein verriegelter Muskel bedeutet: Ja, man kann fortfahren. In diesem Fall wieder mit Schritt 2 beginnen.

11. Vor dem Beenden der Arbeit: Fragen, ob es in Ordnung ist aufzuhören

„Haben wir die Erlaubnis des Energiesystems, jetzt aufzuhören?“ Ein verriegelter Muskel bedeutet, dass das Energiesystem einverstanden ist. Wenn nicht, vergewissert man sich, ob noch weitere Substanzen balanciert werden sollen.

Die Wahl des Testbehälters

Die Testsubstanzen können sich in allen möglichen Behältern befinden: Manche Klienten bringen Nahrungsmittel in Frischhaltefolie, Alufolie oder Vorratsdosen aus Kunststoff mit. Wasser, Nahrungsergänzungsmittel und homöopathische Mittel können sich in Kunststoffdosen befinden. Saftpackungen sind oft mit Aluminium beschichtet, auch viele Schokoladen sind in Alufolie eingewickelt.

Ich denke, dass man im Allgemeinen keine zuverlässigen Ergebnisse erhält, wenn man durch metallische Verpackungen hindurch testet. Metall scheint das energetische Muster der jeweiligen Substanz zu blockieren. Deshalb sollten Verpackungen aus Blech oder Aluminium vor dem Testen entfernt werden.

Kunststoff kann aus zwei Gründen heikel sein. Manche Menschen reagieren allergisch auf Kunststoff und entriegeln daher, sobald etwas in einem Kunststoffbehälter überprüft wird. Mitunter kommen sogar Klienten, die ausschließlich gegenüber bestimmten Arten von Kunststoff allergisch sind. Ehe also Substanzen in Kunststoff getestet werden, sollte man testen, ob der Klient auf die Verpackung reagiert.

Bei einer Kunststoffallergie bestehen zwei Möglichkeiten:

1. Man balanciert zuerst die Kunststoffallergie (sofern die Energieerlaubnis dafür vorliegt).
2. Man füllt alles in Glas, Papier oder anderes Material um.

Ebenso wichtig ist ein anderes Problem, das man beachten muss: dass das Testen durch eine Kunststoffverpackung hindurch bei vielen Menschen unzuverlässig ist. Dann erscheint jede getestete Substanz in der Folie oder dem Behälter harmlos, obwohl tatsächlich doch ein Problem vorliegt. Solche Klienten reagieren interessanterweise gewöhnlich sehr empfindlich auf elektromagnetische Störfelder (Elektrosmog). Eine vorübergehende Korrektur wird durch „Entmagnetisierung" mit einem Haarföhn erreicht.

Bei diesem einfachen, nur scheinbar absurden Verfahren wird ein kleiner Elektromotor kurz über den gesamten Körper geführt. Sehr praktisch dafür ist ein Haarföhn. Man bewegt die Seite mit dem Motor (nicht die, aus der die warme Luft strömt) langsam und sanft über den gesamten Körper, einschließlich der Fußsohlen. Das dauert nur wenige Minuten. Anschließend müssten die Tests durch Kunststoff hindurch für den Rest der Sitzung erfolgreich durchzuführen sein. Die „Entmagnetisierung" dieses Klienten ist voraussichtlich auch bei späteren Sitzungen erforderlich, solange das zugrunde liegende Problem nicht durch andere Techniken korrigiert worden ist.

Die meisten Klienten, die eine „Entmagnetisierung" benötigen, damit die Tests verlässliche Ergebnisse bringen, profitieren von einer regelmäßigen, oft wöchentlichen „Föhnbehandlung". Häufig berichten diese Menschen, dass sie sich „wacher" fühlen, wenn sie sich die wenigen Minuten für dieses Verfahren regelmäßig gönnen. Gewöhnlich reagieren sie danach auch weniger empfindlich auf Erdstrahlen und Elektrosmog. Die statischen Entladungen scheinen zu verschwinden und oft nimmt auch die „Sucht" nach Fernsehen und Video- bzw. Computerspielen ab.

Gleichgültig, was für ein Gefäß benutzt wird: Als Anwender muss man in jedem Fall aufmerken, wenn jemand auf *alles* reagiert, was sich in einer bestimmten Art von Behälter befindet. In diesem Fall sollte der Behälter *ohne* Inhalt getestet werden. Wenn er selbst ein Problem darstellt, sollte man zuerst an dieser Stelle balancieren, ehe man fortfährt, oder man füllt die Substanzen in eine andere Behälterart um.

Das Ausschalten allergischer Reaktionen

Mit der Klopftechnik können allergische Reaktionen unterbrochen werden, sobald sie auftreten. Deshalb ist es sinnvoll, den Klienten diese einfache, aber hoch wirksame Selbsthilfetechnik beizubringen. Je eher der Klient ein Problem bemerkt und je schneller er mit dem Klopfen beginnt, desto besser wird das Ergebnis ausfallen. Der Klient klopft dieselben Punkte wie bei der „Klopfbalance" (siehe Seite 18ff.), legt jedoch keine Substanz auf ZG 6. Dadurch wird die Allergie zwar nicht dauerhaft korrigiert, doch die allergische Reaktion kann vorübergehend unterbrochen werden.

Dieses Vorgehen ist sogar dann möglich, wenn dem Klienten zwar bewusst ist, dass seine bekannten allergischen Symptome beginnen, ihm jedoch die Ursache noch unbekannt ist. Durch das Klopfen der Punkte gehen die Symptome gewöhnlich auf „wunderliche“ Weise zurück oder verschwinden ganz.

Auf lange Sicht möchte ein Anwender natürlich alle Allergien *balancieren*, damit die Klienten beschwerdefrei werden. Zu Beginn einer voraussichtlich länger andauernden, komplexen Zusammenarbeit kann es jedoch sehr hilfreich sein, wenn die Klienten diese Erste-Hilfe-Maßnahme beherrschen.

Literaturhinweis

Die Grundlagen der hier vorgestellten Methode stammen aus der *Health Kinesiology* (HK) nach Jimmy Scott. Mehr über diese Richtung der Kinesiologie erfahren Sie in dem Buch:

Jane Thurnell-Read, *Was mich gesund macht: Health Kinesiology verstehen und erleben,* Kirchzarten: VAK, 2002

Kontaktadresse: Health Kinesiology Inc., Birdsalls House, RR3 Hastings, Ontario KOL 1YO, Canada, www.subtlenergy.com

Über die Autorin

Jane Thurnell-Read ist Schülerin des Begründers der *Health Kinesiology* (HK), Jimmy Scott. Sie arbeitet nach dieser Methode seit mehr als 20 Jahren mit Klienten. Das Konzept der energetischen Inkompatibilität oder Fehlanpassung betrachtet sie als einen der wichtigsten Faktoren für den Erfolg ihrer Arbeit. Ein weiterer wichtiger Fortschritt auf diesem Gebiet war ihre Entwicklung umfassender Testsätze, die sich auf breit angelegte Untersuchungen stützen und mit genauen Anweisungen für die Benutzer ausgestattet sind. Damit werden auch andere Anwender in die Lage versetzt, das Konzept der energetischen Inkompatibilität in seiner ganzen Breite zu nutzen.

Jane Thurnell-Read wurde durch zahlreiche Artikel, Rundfunk- und Fernsehinterviews bekannt und hat mehrere Bücher veröffentlicht:

Wie Erdstrahlen unser Leben beeinflussen, München: Goldmann, 2000

Was mich gesund macht: Health Kinesiology verstehen und erleben, Kirchzarten: VAK, 2002

Effektive Fragetechniken in der Kinesiologie. Präzise Ergebnisse durch präzise Fragen, Kirchzarten: VAK, 2005

Allergy A To Z For Therapists, Penzance (Cornwall): Life-Work Potential, 2004

Jane Thurnell-Read:

Was mich gesund macht

Health Kinesiology verstehen und erleben

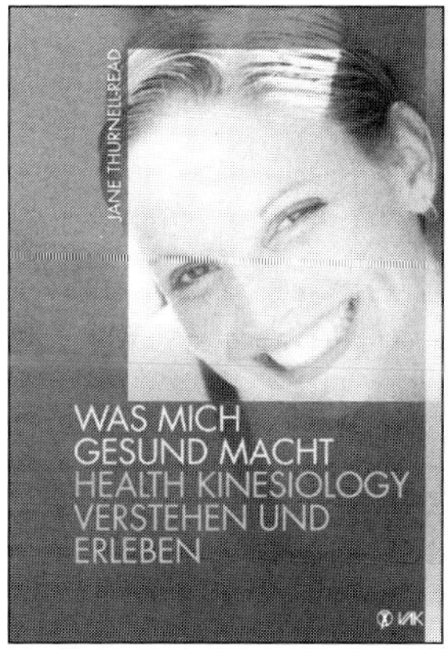

Was macht mich krank und was erhält mich gesund? Die Health Kinesiology (HK) bietet für diese Fragestellung eine umfassende Sichtweise.
Häufig entziehen die ursächlichen Faktoren von Krankheiten sich der eindimensionalen Diagnostik der konventionellen Medizin. Viele Menschen suchen deshalb nach alternativen Möglichkeiten für die Gesundheitsvorsorge und die Linderung von nicht diagnostizierbaren Befindlichkeitsstörungen und langwierigen Erkrankungen. Genau hier liegt die Stärke der Health Kinesiology.

224 Seiten, 50 Abbildungen, Paperback (15 x 21,5 cm)
ISBN 3-935767-18-8

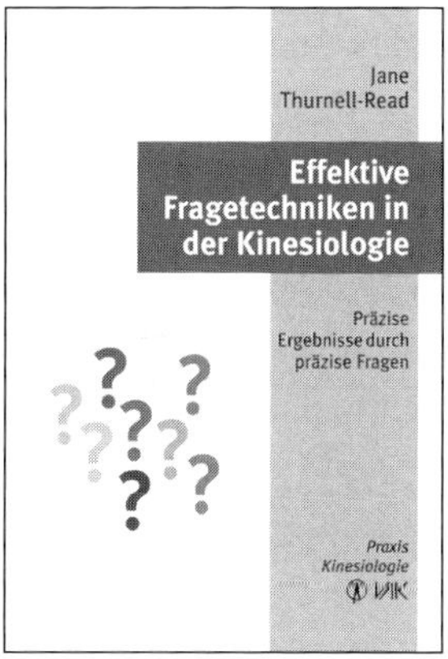

Jane Thurnell-Read:

Effektive Fragetechniken in der Kinesiologie

Präzise Ergebnisse durch präzise Fragen

Verbale Fragen präzise zu stellen spielt besonders in der Kinesiologie ein wichtige Rolle, denn unsachgemäß formuliert können sie zu falschen Schlussfolgerungen führen. Das Buch soll Anwendern von Fragetechniken helfen, ihre Fähigkeit, verbale Fragen zu stellen, zu verbessern und so mehr Vertrauen in die eigene Arbeit zu entwickeln. Es vermittelt kein neues Verfahren, sondern hilft, das bereits vorhandene praktische Wissen zu erweitern und effizient einzusetzen. Mit Formulierungshilfen für die praktische Umsetzung.

ca. 112 Seiten, Paperback (15 x 21,5 cm)
ISBN 3-935767-54-4

Jimmy Scott, Kathleen Goss:

Allergie

und der Weg, sich in wenigen Minuten davon zu befreien

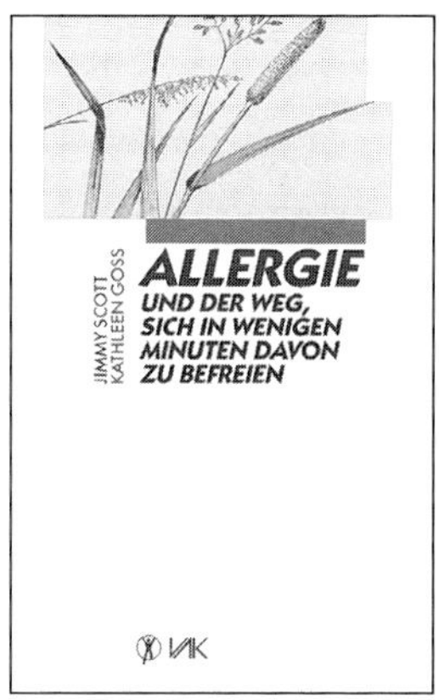

Mit der von Jimmy Scott entwickelten Selbsthilfemethode kann man Allergien in kurzer Zeit austesten und auflösen: durch Energieausgleich, das heißt konkret durch das Klopfen von Reflexpunkten. Gleichzeitig kann man die Verträglichkeit bestimmter Nahrungsmittel und anderer Substanzen erhöhen. Ein umfangreicher Abbildungsteil und genaue Anleitungen erleichtern die Anwendung.

232 Seiten, 47 Abbildungen,
Paperback (13 x 20,5 cm)
ISBN 3-924077-11-8

www.vakverlag.de • www.vakverlag.de • www.vakverlag.de

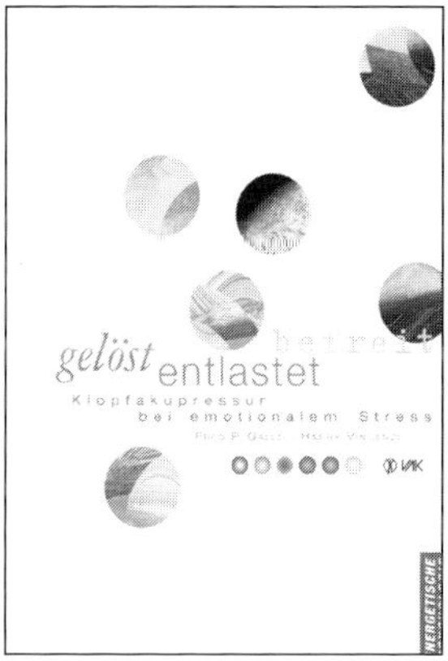

Fred P. Gallo, Harry Vincenzi:

Gelöst – entlastet – befreit

Klopfakupressur bei emotionalem Stress

Für psychische Probleme, die man ohne Therapeut lösen möchte, bietet dieses Buch schnelle Abhilfe: mit Klopfakupressur, einer sanften Methode zum Energieausgleich, die auf der altbewährten Akupunktur beruht. Dieses Klopfen von Akupunkturpunkten kann man auch als Laie einsetzen, um sein psychisches Wohlbefinden zu pflegen. In anwendungsfreundlicher Form beschreiben die Autoren die einzelnen Schritte der Selbsthilfe etwa bei Depressionen, Süchten, Schuldgefühlen, Phobien, bei Eifersucht und Übergewicht, bei Traumata und Beziehungsproblemen.

204 Seiten, 30 Abbildungen, Paperback (18 x 24,5 cm)
ISBN 3-932098-82-X

Günter Dobler, Waldemar Birkholz:

Gesundheit maßgeschneidert

mit dem Muskeltest

Jeder braucht etwas anderes, um gesund zu bleiben. Dieses Buch bietet einen „Fahrplan" für das persönliche Wohlergehen mit Hilfe des kinesiologischen Muskeltests: Tests und Ratschläge zu Allergien, Blütenessenzen, Ernährung, Aromatherapie, Edelsteinen, Elektrostress, Farben, Heilkräutern und Tees, Mineralstoffen, Zimmerpflanzen, zum Schlafplatz, zu Stressoren und zu vielem mehr.

183 Seiten, zahlreiche Abbildungen,
Paperback (16 x 21,5 cm)
ISBN 3-932098-56-0

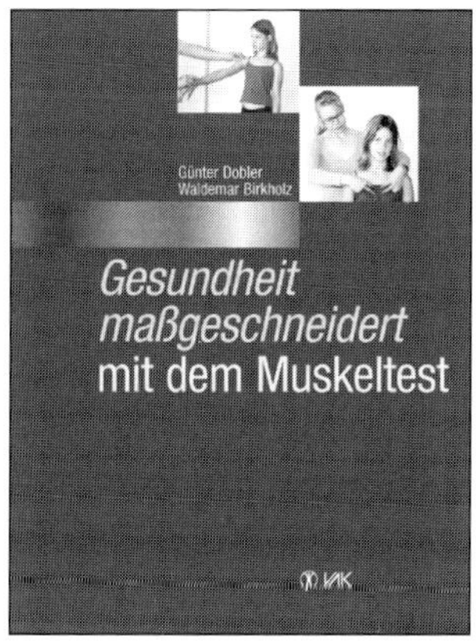

IAK

Institut für Angewandte Kinesiologie GmbH

Eschbachstraße 5 · D-79199 Kirchzarten
Tel. 0 76 61-98 71-0 · Fax 0 76 61-98 71-49
info@iak-freiburg.de · www.iak-freiburg.de

Das **IAK Institut für Angewandte Kinesiologie GmbH, Freiburg**, veranstaltet laufend **Kurse** in vielen Bereichen der Angewandten Kinesiologie, unter anderem auch **Seminare nach Dr. Krebs**. Wir haben uns im deutschsprachigen Raum in über 20-jähriger Tätigkeit als die Plattform für kinesiologische **Ausbildungen** etabliert. Dank enger persönlicher Kontakte zu den Pionieren der AK ist das Institut in der Lage, ständig die neuesten Entwicklungen zu präsentieren. Unsere im Herbst stattfindenden Kinesiologie-**Kongresse** bieten willkommene Gelegenheit zu Austausch und Begegnung.

Informationen zu unseren vielfältigen Veranstaltungen können Sie unserer Homepage entnehmen: **www.iak-freiburg.de**. Gerne schicken wir Ihnen auch unser Kursprogramm zu. (Bitte mit 2 € frankierten Rückumschlag beilegen.)

www.vakverlag.de • www.vakverlag.de • www.vakverlag.de